사춘기 내 몸 사요설며서

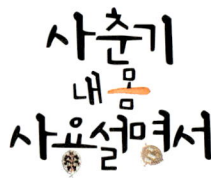

초판 1쇄 발행 2018년 9월 10일
초판 4쇄 발행 2021년 7월 20일
글 안트예 헬름스 | 사진 얀 폰 홀레벤 | 옮김 박종대 | 감수 김영화(강동소아정신과의원 원장)
발행인 금교돈 | 편집장 문주선 | 디자인 배혜진 | 마케팅 이종응, 김민정
발행 이마주 | 주소 서울시 중구 세종대로 21길 30
등록 2014년 5월 12일 제301-2014-073호
내용 문의 02-724-7855 | 구입 문의 02-724-7851
블로그 http://blog.naver.com/imazu7850 | 이메일 imazu7850@naver.com
제조국명 대한민국 | 사용연령 8세 이상 | 주의사항 날카로운 책장이나 모서리에 주의하세요
ISBN 979-11-89044-05-3 73470

Antje Helms / Jan von Holleben, KRIEGEN DAS EIGENTLICH ALLE?
ⓒ 2013 by Gabriel Verlag(Thienemann Verlag GmbH), Stuttgart/Wien.
Korean translation Copyright ⓒ 2014 by Imazu
Korean Translation edition is published by arrangement with Gabriel Verlag
(Thienemann Verlag), Stuttgart through Agency Chang, Daejeon.

이 책의 한국어판 저작권은 에이전시 창을 통해 티네만 출판사와의 독점 계약으로 이마주에 있습니다.
저작권법에 의해 한국 내에서 보호를 받는 저작물이므로 무단 전재와 무단 복제를 금지합니다.
잘못된 책은 구입하신 곳에서 바꾸어 드립니다.

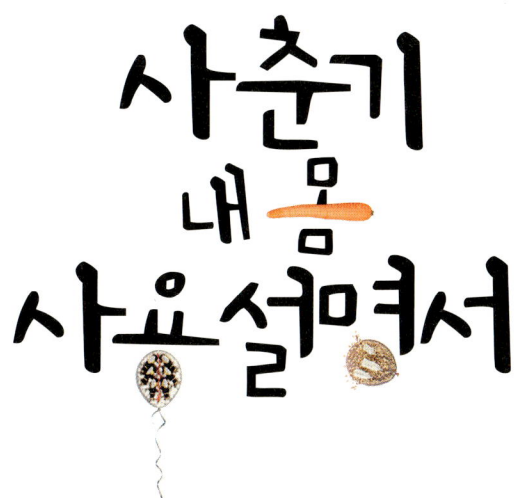

사춘기 내 몸 사용설명서

글 **안트예 헬름스** | 사진 **얀 폰 홀레벤**
옮김 **박종대** | 감수 **김영화**(강동소아정신과의원 원장)

이마주

부모님들께 - 성교육은 더욱 솔직하게, 더욱 정확하고 올바르게!

많은 부모님들이 아이들에게 너무 일찍 성에 대해 가르치면 오히려 성경험을 더 빨리 하도록 부추기는 꼴이 될 것이라고 걱정합니다. 깨끗하고 순수한 내 아이의 영혼을 더럽히지나 않을까 걱정하는 부모님도 계시지요. 하지만 요즘 아이들은 이미 인터넷에 떠도는 음란물을 통해 나이에 걸맞지 않은 해로운 성 지식을 너무 많이 알고 있습니다. 왜곡된 성 지식으로부터 아이들을 보호하려면 우선 부모님들의 성에 대한 그릇된 선입견부터 바꾸어야 합니다. 그리고 성교육에 대해 부모님이 먼저 공부해야 합니다. 아직도 우리나라에서는 성이란 부끄럽고 비밀스러운 것으로 생각합니다. 그러니 아이들에게 어떻게, 얼마큼 가르치고 이야기해 줘야 하는지 판단이 서지 않을 겁니다. 그럼 어떻게 하는 것이 올바른 성교육이냐고요?

여러 선진국들의 성교육 사례를 살펴보면 관통하는 하나의 메시지가 있습니다. 바로 '솔직하게, 정확하게, 올바르게 가르친다'입니다.

남녀 생식기 구조나 임신 출산에 대한 생물학적 설명이 아닌, "자위를 하면 몸에 해로운가요?", "음란물을 봐도 돼요?" 등 실제로 아이들이 궁금해 하는 것을 솔직하게 가르치고, "남녀가 손을 잡고 자면 아기가 생긴단다." 대신, "남자의 음경이 여자의 질 속으로 들어가 정자와 난자가 만나면 아기가 생긴단다."라고 정확하게 가르치고, 성은 나의 주체적인 결정에 의해 자신과 상대방의 몸과 마

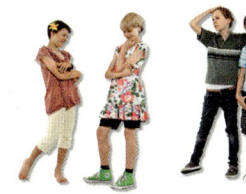

 음을 배려하는 책임 있는 행동이 되어야 한다고 올바르게 가르칩니다.
 《사춘기 내 몸 사용 설명서》는 기존의 성교육 책과는 다른 솔직하고 자세하고 올바르게 성지식을 전달하기 위해 노력한 책입니다. 유머러스한 글과 재미있는 사진으로 성이란 즐겁고 재미있는 것임을 보여 주려 했습니다. 다 읽고 난 다음에는 우리 아이의 사춘기라는 신나는 파티를 준비하고 아이와 함께 즐길 수 있다는 느낌이 들었습니다. 부모님과 아이들이 함께 보며 성에 대해 이야기 나누기에 더없이 좋은 책이라는 생각이 들었지요.
 오늘이라도 당장 아이와 함께 이 책을 보면서 '사춘기 파티'를 열어보는 건 어떨까요? 생리대를 쌓아 케이크를 만들고, 콘돔을 풍선처럼 불어서 장식을 하는 거냐고요? 그것도 나쁘지 않은 생각이지만, 파티의 소품이 무엇이든 아이들과 마주앉아 솔직하고 자세하게 이야기 나누어 보고, 올바르게 이끌어 주는 자리를 마련해 보세요.

강동소아정신과의원 원장 김영화

차례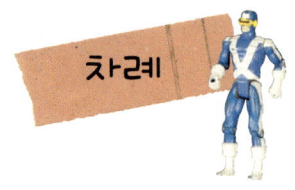

성장과 변화 8
땀이 나고 털이 나고, 여드름이 돋고 살이 쪄요.
내 몸이 왜 이래요?

여자와 남자 42
가슴이 커지고 생리가 시작되고, 목소리가 변하고 몽정을 해요.
이제 어른이 되는 건가요?

사랑과 고백 72
얼굴이 빨개졌다 파래지고, 가슴이 뜨거워졌다 차가워져요.
내 마음이 왜 이래요?

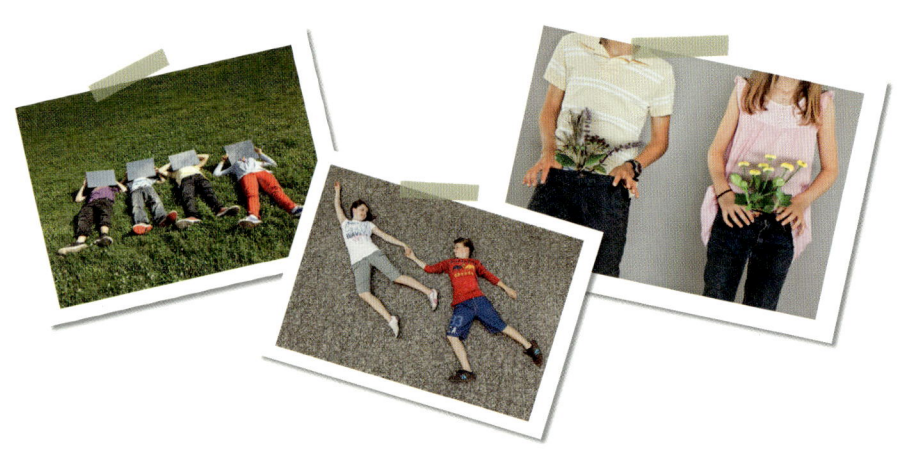

키스와 섹스   94

뽀뽀하고 키스하고, 쓰다듬고 어루만지고 싶어요.
이런 게 사랑이에요?

임신과 출산   136

둘이 만나 사랑을 나누자 몸의 변화가 생겼어요.
아기를 가진 건가요?

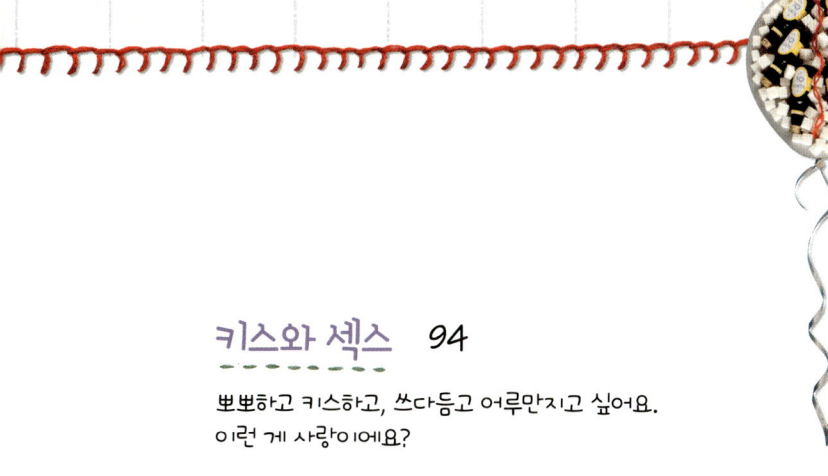

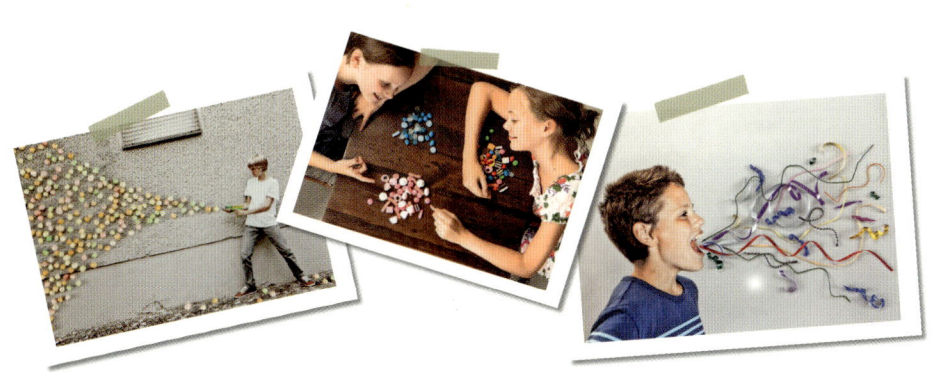

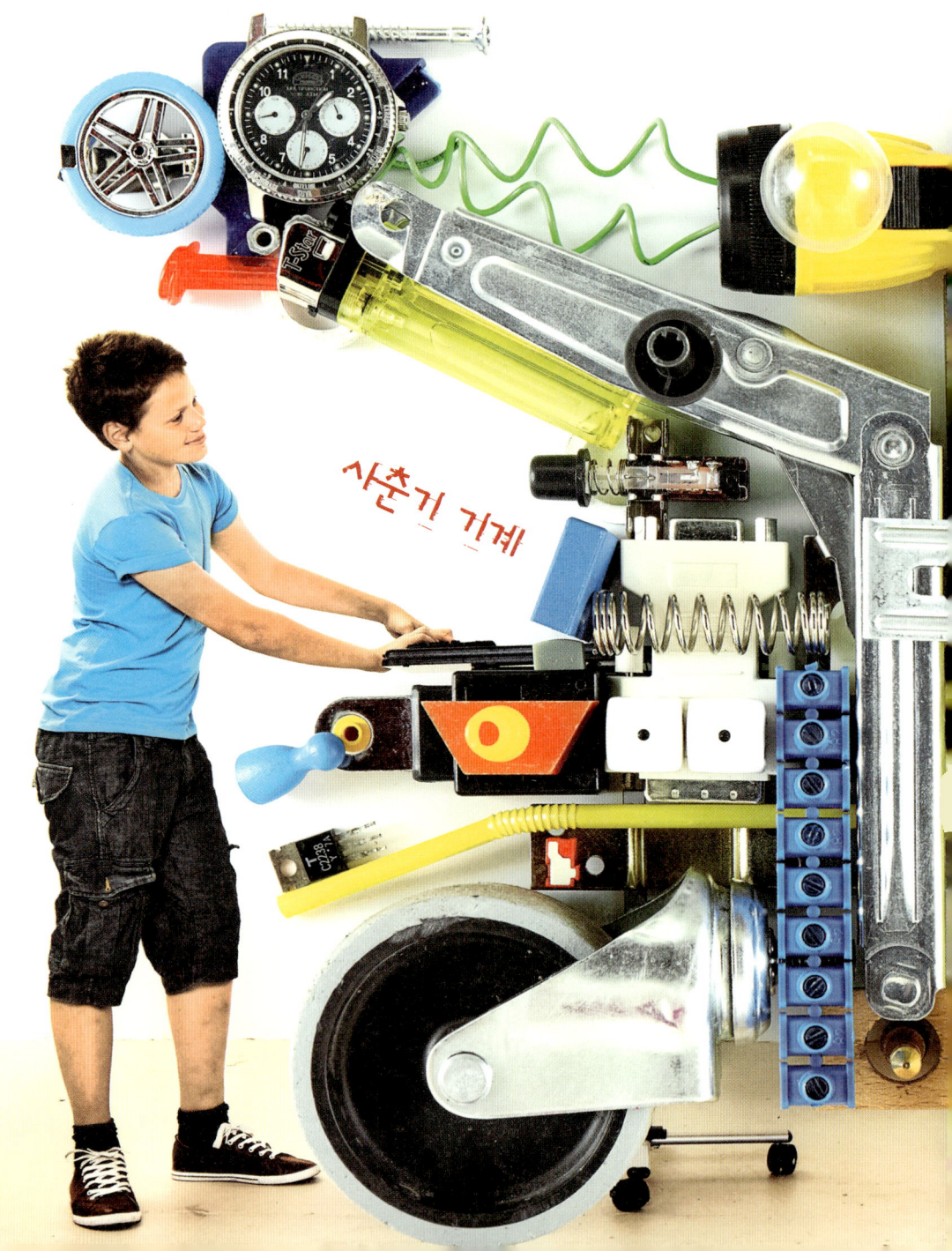

성장과 변화

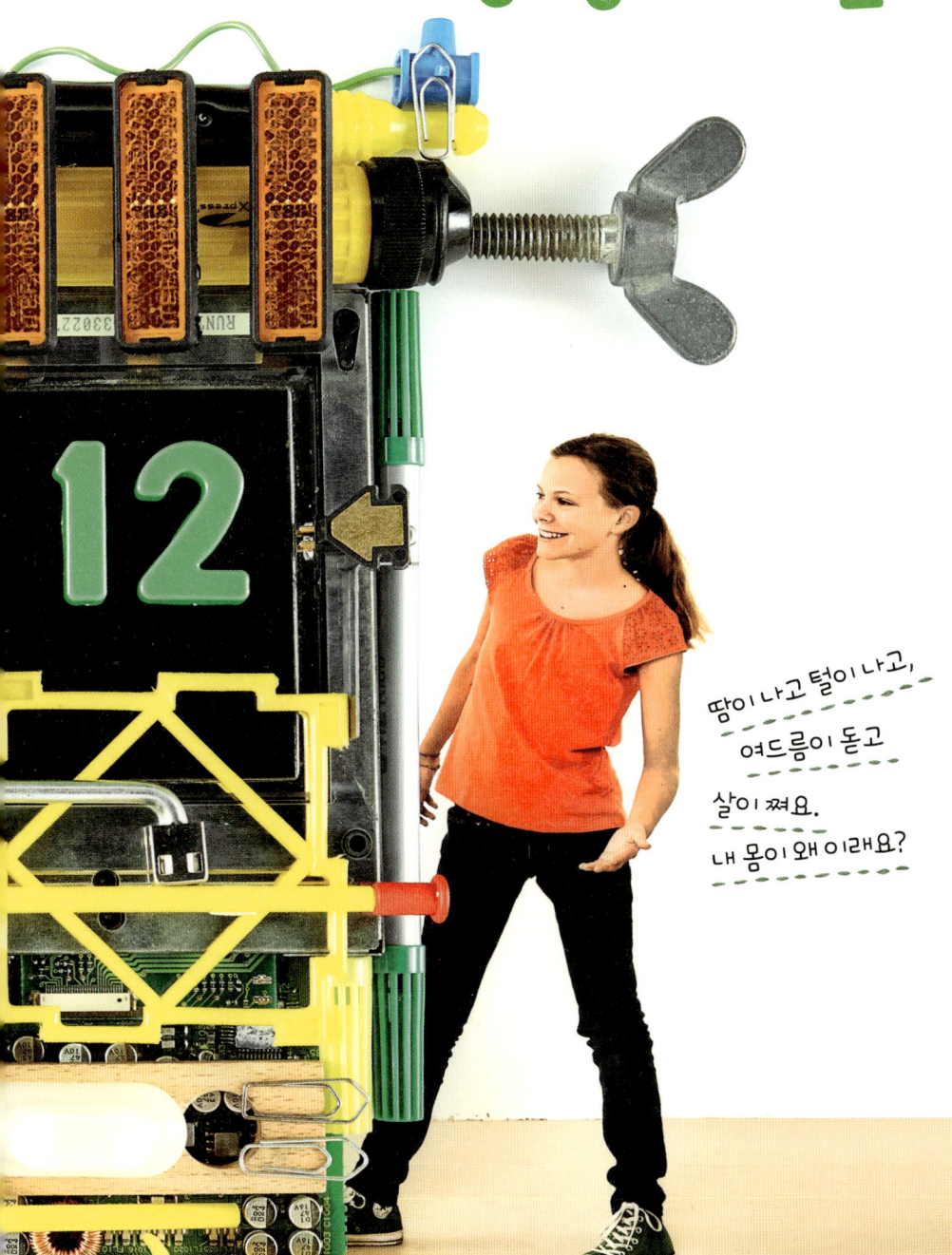

땀이 나고 털이 나고,
여드름이 돋고
살이 쪄요.
내 몸이 왜 이래요?

누구나 사춘기를 겪나요?

물론이지. 사람마다 일찍 겪거나 늦게 겪는 차이는 있지만 누구나 사춘기를 겪어. 우리 몸속에 그런 유전자가 있거든. <mark>사춘기가 오는 건 아무도 막을 수 없어.</mark> 때가 되면 우리 뇌에서 호르몬이 그런 신호를 보내.

사춘기가 시작되는 시기나 증상은 사람마다 달라. 그건 우리 몸에서 호르몬이 나오는 시기와 양이 다르기 때문이야. 남들보다 여드름이 심하거나, 가슴이

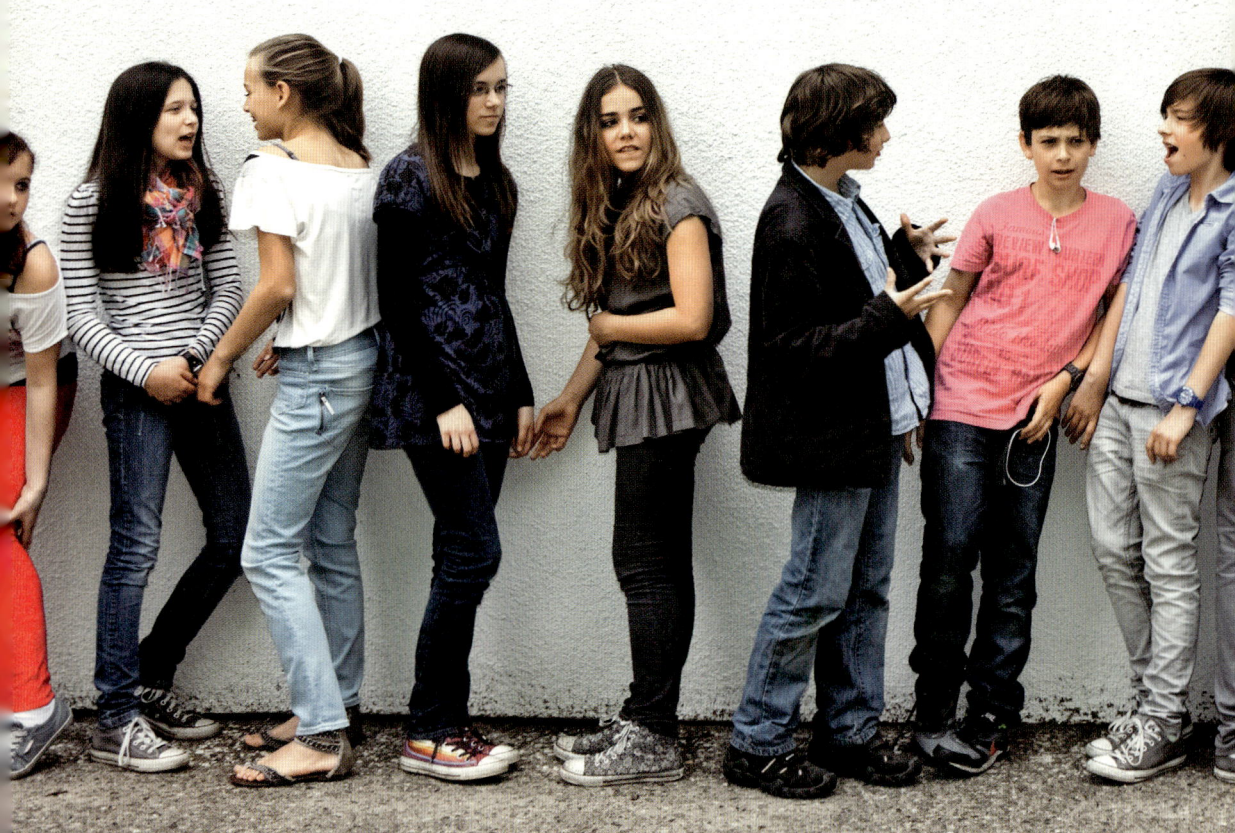

너무 일찍 커지거나, 시도 때도 없이 화가 치밀거나, 울부짖으면서 고함을 지르고 싶을 때가 많다면 그건 호르몬이 많이 나오거나 남들보다 호르몬에 더 예민하게 반응해서 그래. 그러니까 ==너무 심각하게 생각하거나 걱정하지 말고 그냥 받아들여.==

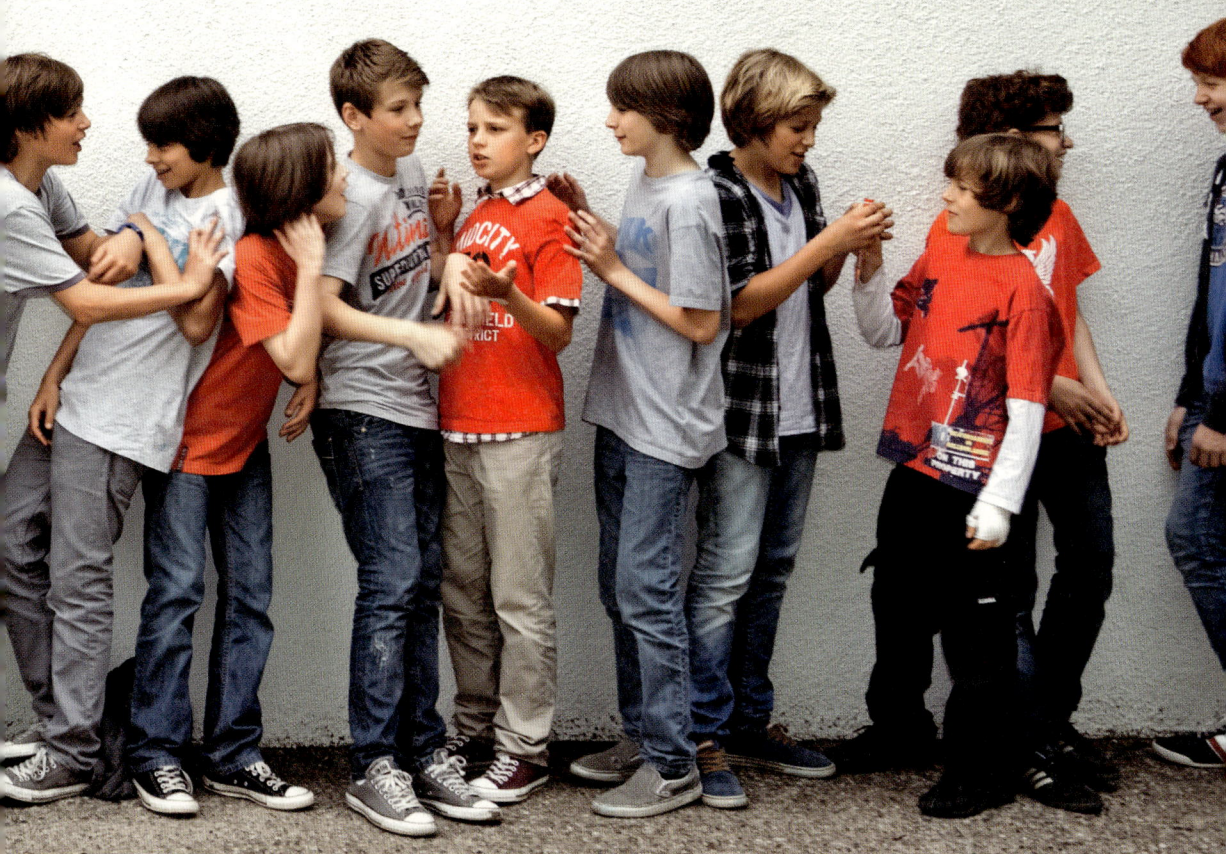

내가 사춘기인 건 뭘 보고 알아요?

<mark>사춘기가 되면 몸에 여러 가지 변화가 생겨.</mark> 땀이 많이 나고 피부와 머리카락에 기름도 많아져. 갑자기 키가 쑥쑥 자라고 몸집이 커지는 것도 사춘기에 들어섰다는 신호야. 겨드랑이와 성기 주변에 털이 나는 것도 보일 거야. 왜 그런지 알아? '사춘기'라는 말이 그냥 나온 게 아니거든. 사춘기를 뜻하는 영어 단어 '퓨버티 puberty'는 라틴어 '푸베스 pubes'에서 왔는데, 이 말이 '음모', '수염', '다 자란', 그런 뜻이거든.

여자애라면 가슴이 나오기 시작하고 골반이 넓어져. 팬티에 희끄무레한 분비물이 묻어 있는 것도 보게 될 거야. 보통 생리가 시작되기 반년이나 1년 전쯤에 그런 일이 생겨. 남자애라면 어깨가 벌어지는 것을 느낄 거야. 성기도 커지고 역시 속옷에 분비물이 묻기도 하지. 사춘기에는 남자든 여자든 자기 몸의 변화에 대해 관심이 많아져. 그래서 몸을 탐구해 보기도 해. 예를 들어 어디를 만지면 기분이 좋을까 하고 말이야. 이때 몸이 약간 통통해져도 고민하거나 이상하게 생각하지 마. 네 몸의 많은 변화 때문에 에너지가 많이 필요해서 그런 거니까.

엄마 아빠와의 관계에서도 변화가 생겨. 엄마 아빠한테 화나는 일이 자꾸 많아질 거야. 네 일은 네가 알아서 하고 싶은데 자꾸 간섭을 하니까 화가 나지 않겠어? 그래서 너는 이 말을 자주 하게 될 거야. "내버려 둬, 내가 알아서 해!"

이 시기에는 처음으로 좋아하는 애가 생길 수도 있어. 너도 혹시 지금 그런 거 아니니?

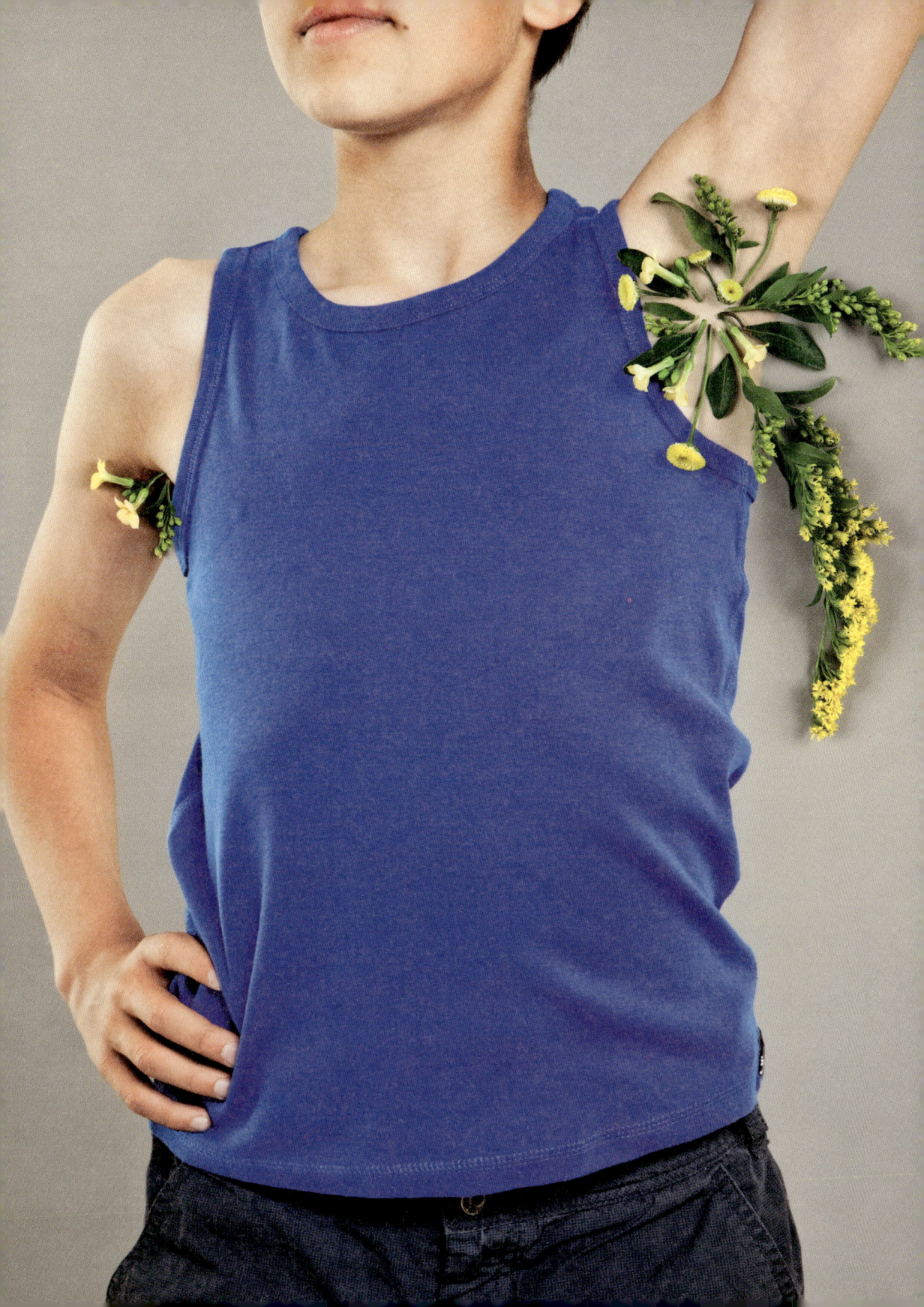

열세 살인데도 사춘기가 안 왔으면 뭐가 잘못된 건가요?

아냐, 절대 아냐! 불과 수십 년 전만 해도 열세 살에 사춘기가 왔으면 엄청나게 빠르다고들 생각했지. 아마 되바라진 애라고 놀림을 받았을지도 몰라. 옛날 사람들은 사춘기가 지금보다 늦었어. 몸의 영양 상태가 좋지 않았거든. 열일곱 살 전에 생리를 시작하는 사람도 별로 없었어. 여자는 아이를 가지려면 몸의 약 17퍼센트가 지방이어야 하는데 영양 부족 때문에 생리가 일찍 시작되지 않았지. 남자애들도 지금보다는 사춘기가 늦었어. 변성기도 늦게 오고, 키도 늦게 크고 몸의 털도 늦게 났어.

요즘 사람들은 예전보다 훨씬 잘 먹어서 사춘기가 일찍 와. 앞에서 말했듯이 사람마다 호르몬이 나오는 시기와 양이 다르기 때문에 조금 늦거나 조금 빠른 차이는 있으니까 걱정하지 않아도 돼. 다만, 열여섯 살이 넘었는데도 생리나 몽정을 하지 않는다면 의사 선생님과 상의하는 것이 좋아.

그런데 너는 아직 사춘기가 아닌 것 같다고? 성기나 겨드랑이에 털도 없고 생리도 시작하지 않았다고? 그래도 넌 벌써 사춘기일 가능성이 커. ==사춘기는 육체적인 변화만 겪는 시기는 아니거든.== 기분이 좋았다가 나빴다가, 슬펐다가 즐거웠다가 마음이 오락가락하지 않아? 이런 ==감정의 변화도 사춘기가 왔다는 증거로 볼 수 있지.==

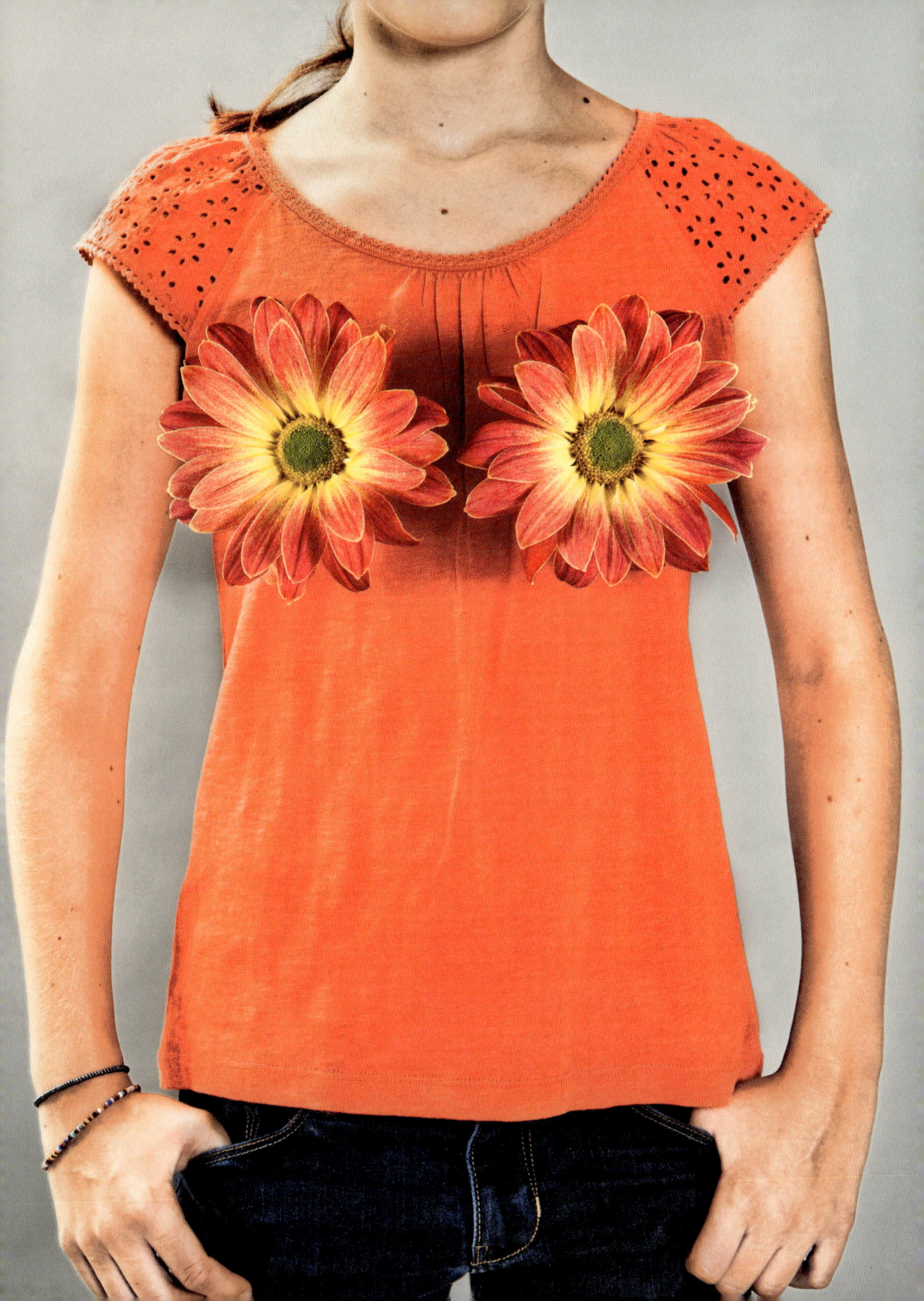

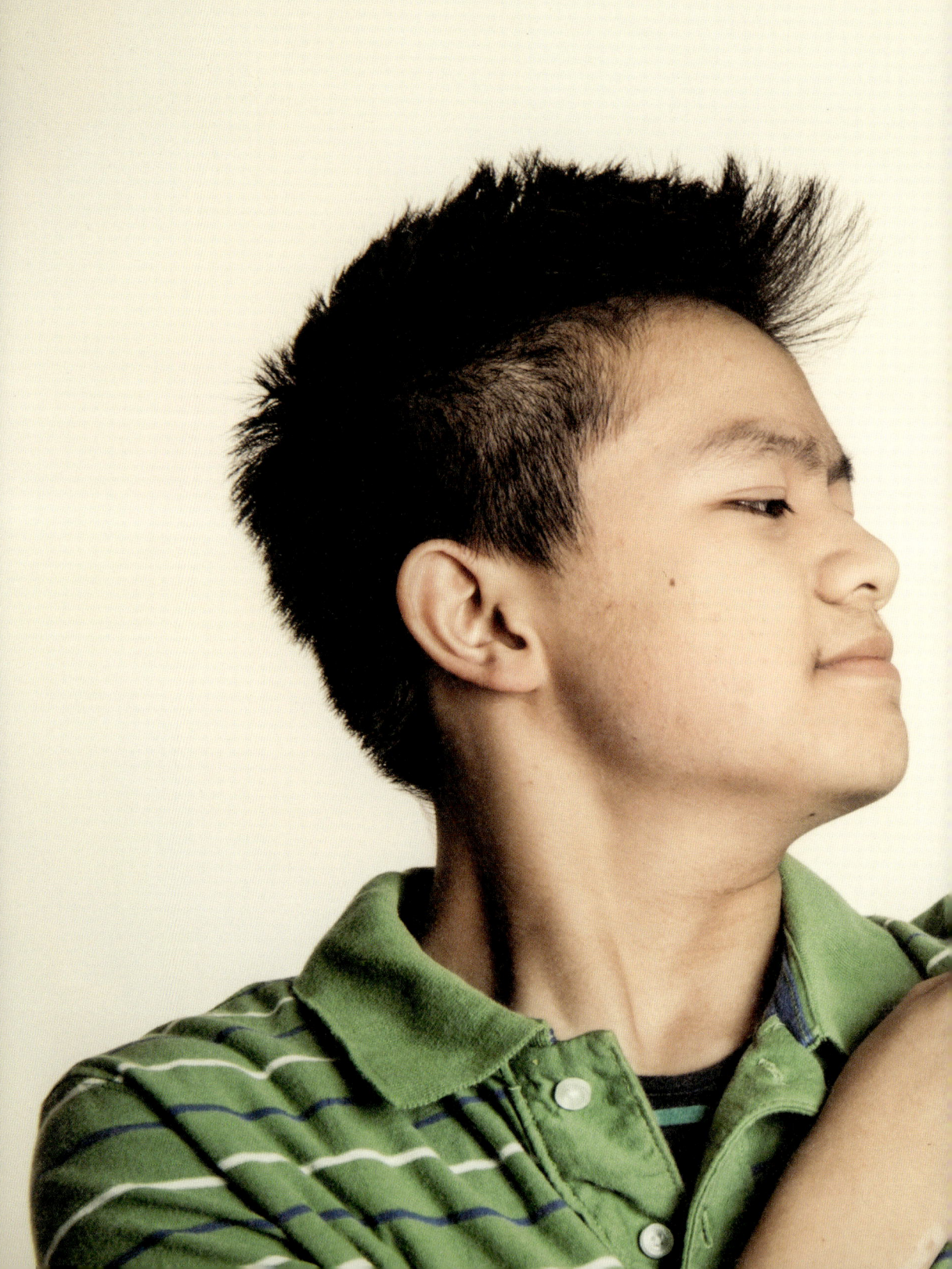

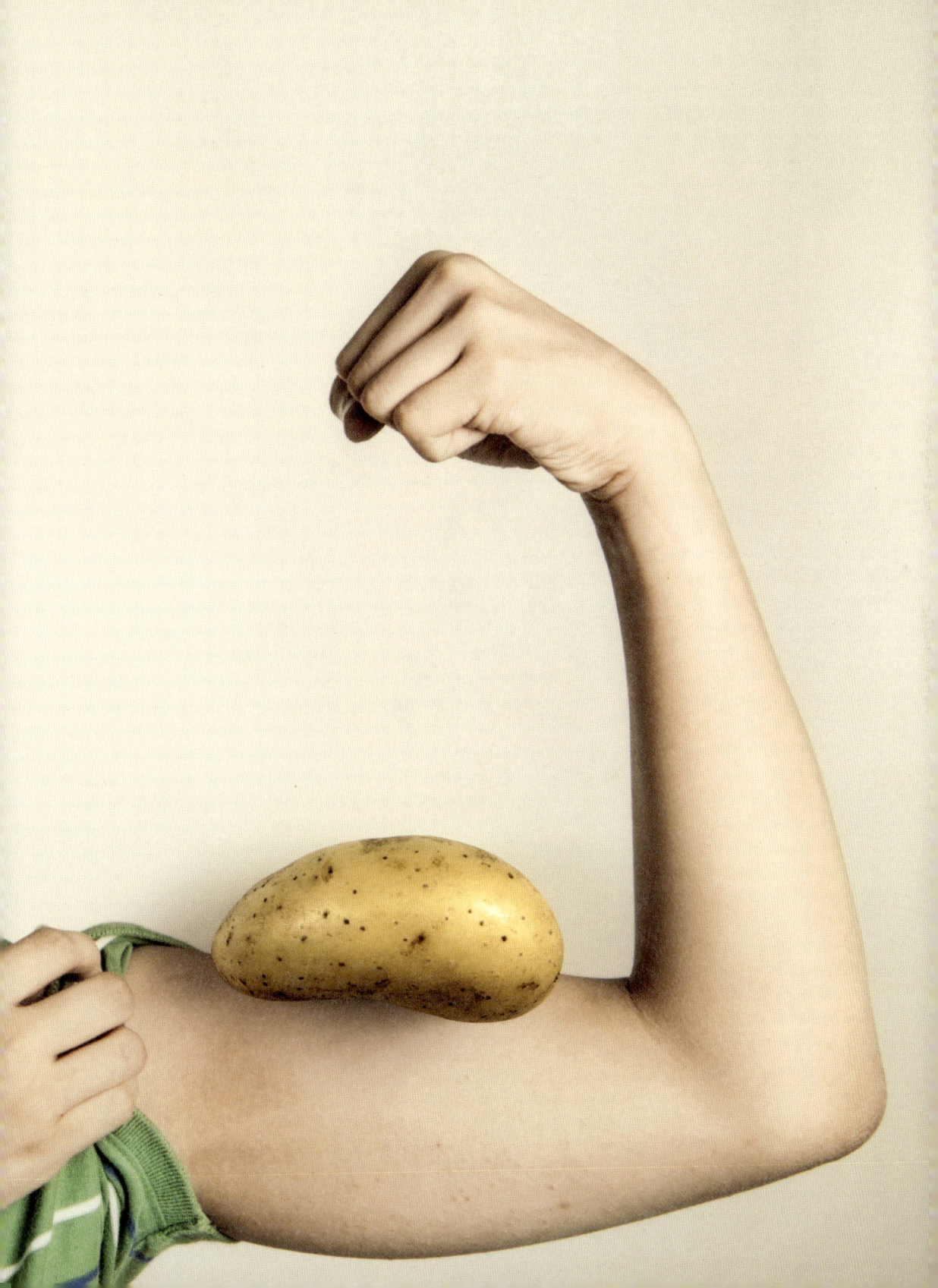

남자들은 자동차와 근육, 여자밖에 생각하지 않는다는 말이 맞아요?

맞아, 근데 순서가 틀렸어! 여자가 무조건 맨 앞에 와야 돼. 남자가 여자의 가슴을 뚫어지게 본다거나 정신이 딴 곳에 가 있는 것처럼 남의 말을 듣고 있지 않으면 그런 생각을 하고 있을 가능성이 무척 높아. 그런데 그건 남자의 핏속에 콸콸 쏟아지는 남성호르몬 '테스토스테론' 때문이야.

근육은 여자 다음이야. 남자들 중에는 날마다 팔굽혀펴기를 100개 한 다음 근육을 키워 주는 단백질 주스를 챙겨 먹는 사람들도 있어. 근육이 멋있어 보이면 여자들한테도 인기가 있을 거라고 생각하는 거지. 사실 그건 원시시대부터 남자들의 유전자 속에 뿌리 깊이 박혀 있던 생각이야. 강한 자가 아름다운 여자를 가질 수 있다는 경험이 유전자 속에 똑똑히 기록된 것이지.

하지만 오늘날은 달라. 근육으로 승부하던 시대는 지났어. 그렇지 않으면 여자들은 죄다 보디빌더만 좋아해야 하지 않겠어? 지금은 살아남기 위해 근육질 팔다리를 휘두르며 야생 동물을 사냥하던 시대가 아냐. 요즘은 ==유머 있고 매력적이고 다정다감하고, 남의 말을 잘 들어주는 남자가 오히려 우락부락한 근육질 남자보다 인기가 더 많아.== 어쨌든 호르몬이 개인에게 얼마나 강하게 작용하고, 개인이 그 작용에 어떻게 반응하는지는 사람들의 숫자만큼이나 달라.

문신이나 피어싱은 몸에 안 좋나요?

TV에 나오는 운동선수나 연예인들의 몸에 있는 문신이 멋있어 보인다고? 문신을 할 때는 자동차를 칠하는 페인트가 자주 사용돼. 문신이 알록달록할수록 우리 몸에 해를 끼칠 위험은 더욱 커져. 예를 들어 피부가 거부 반응이나 과민 반응을 보인다든지 가렵다든지, 아니면 흉터가 생기기도 해. 게다가 알록달록한 색이건 검은색이건 문신에 쓰이는 잉크는 시간이 지나면 서서히 몸속으로 스며들어 우리 장기에 쌓일 수 있어. 암을 유발하는 색소도 많고.

배꼽이나 코 등 신체 특정 부위를 뚫어서 장신구로 치장하는 '피어싱'도 위험해. 피부에 난 상처가 병균에 감염되어 곪거나, 금속 거부 반응을 일으킬 수 있어.

문신과 피어싱의 가장 큰 문제는 시간이 지난 뒤에 지우려 해도 지울 수가 없다는 점이야. 그래서 ==문신이든 피어싱이든 소중한 내 몸에 영원히 새기고 싶을 만큼 필요한 것인지 진지하게 고민해 볼 필요가 있어.== 지금 예뻐 보인다고 해서 했다가는 나중에 크게 후회할 일이 생길지도 몰라.

유럽 여러 나라들에서는 문신에 관한 법을 만들어 놓고 금지 물질을 사용하지 못하게 해. 열여덟 살 전까지는 부모님의 허락이 있어야 할 수 있고. 아직 우리나라에서는 문신을 하거나 피어싱을 하는 행위 자체를 법으로 금지하고 있어.

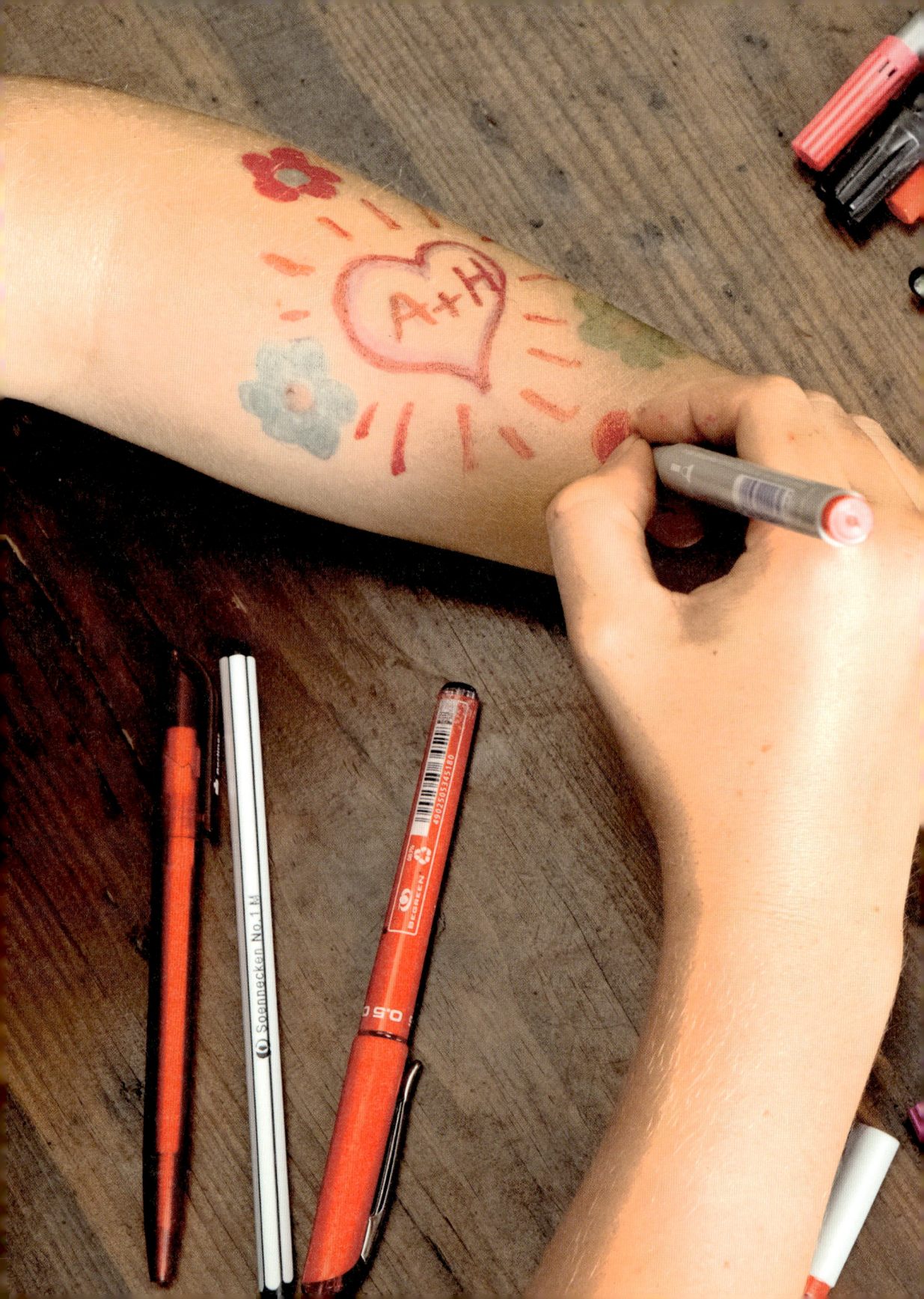

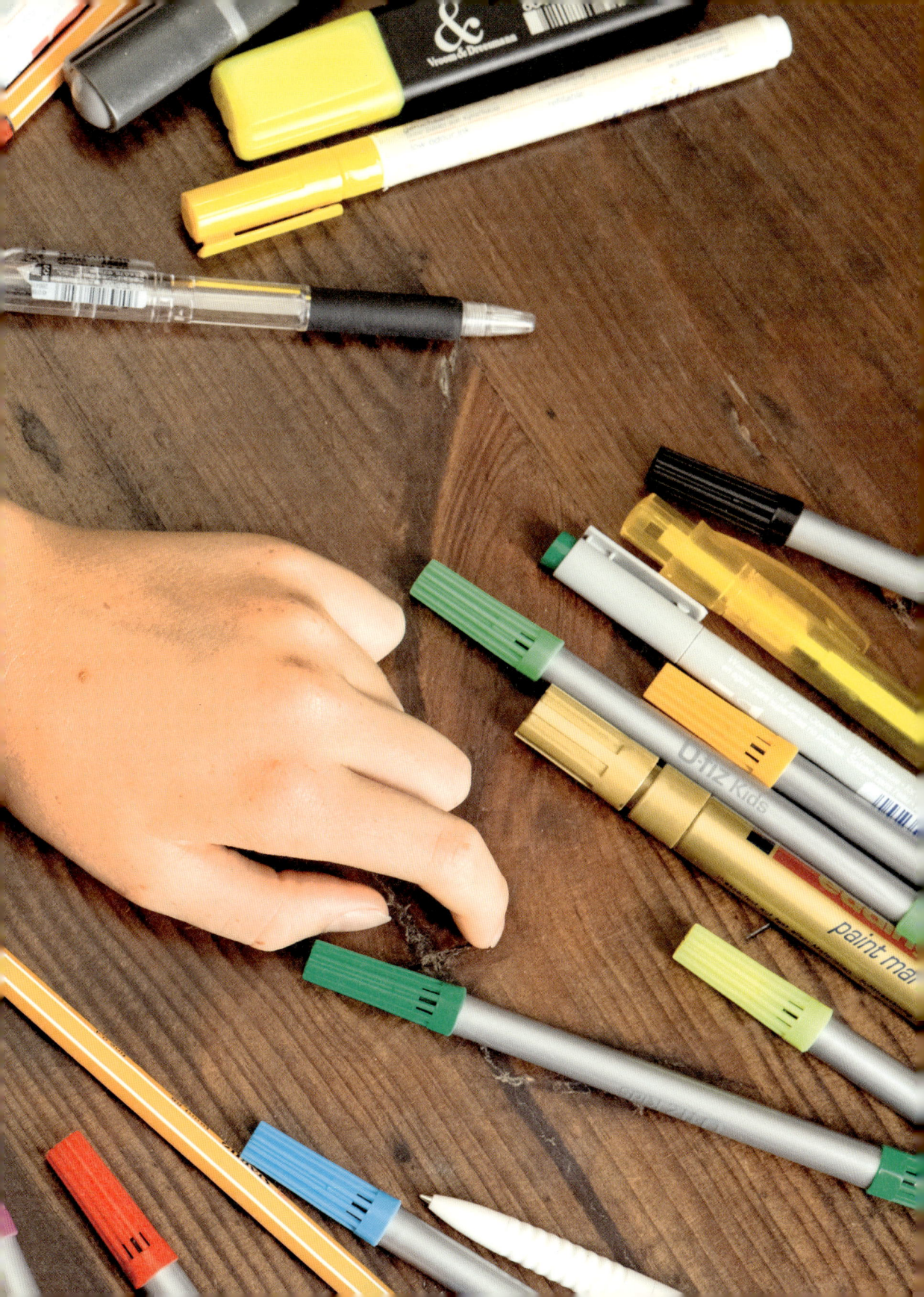

여드름은 어떻게 해야 해요?

"엄마, 나 이제 여드름 안 나!"
"어머, 아들! 정말? 어떻게 그렇게 됐어?"
"이젠 더 날 자리가 없어서 그래!"

남자애들은 사춘기 때 여자애들보다 더 심하게 여드름과 전쟁을 치러. 성호르몬이 더 많이 분비되거든. 성호르몬은 피지샘을 자극해 지방을 더 많이 만들게 해. 그렇게 생긴 지방과 피부 각질이 모공을 막아 생기는 것이 여드름이지.

여드름을 짜는 건 별로 좋은 방법이 아냐. 그렇게 하면 또 다른 더러운 물질이 모공 속으로 들어가. 미지근한 물로 자주 세수를 하고 보습제를 발라주는 것이 더 좋은 방법이야. 화장을 하면 안 되냐고? 응, 안 돼. 화장품으로 가릴 수는 있지만, 모공이 막히기 때문에 여드름이 더 심해질 수 있거든.

사춘기 때는 피지샘 말고 땀샘도 활발히 활동하기 시작해. 그래서 겨드랑이나 생식기 주변에서 땀 때문에 시큼시큼한 냄새가 나기도 하지. 하지만 우리는 이성을 유혹하려고 땀 냄새를 풍기는 곤충이나 동물은 아니잖아. 샤워를 자주 해서 냄새를 없앨 필요가 있어. 겨드랑이와 외부 생식기는 물로만 씻어도 충분해. 필요할 경우에만 부드러운 비누를 사용하고. 여자는 생식기의 겉을 앞에서 뒤로 씻고, 남자는 귀두 주변을 잘 씻어야 해. 땀 냄새를 없애는 데는 바람이 잘 통하는 옷을 입는 것도 중요하지.

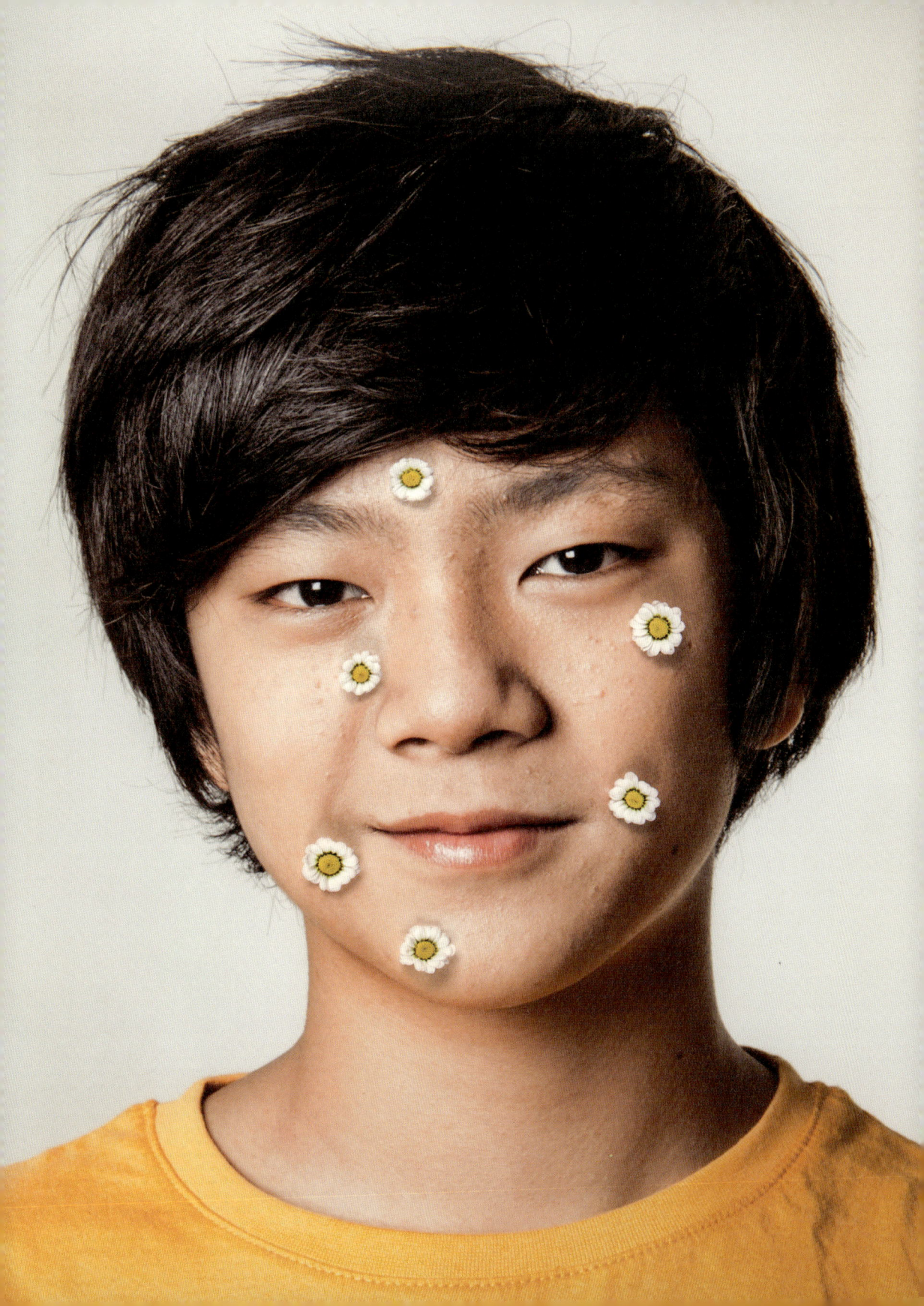

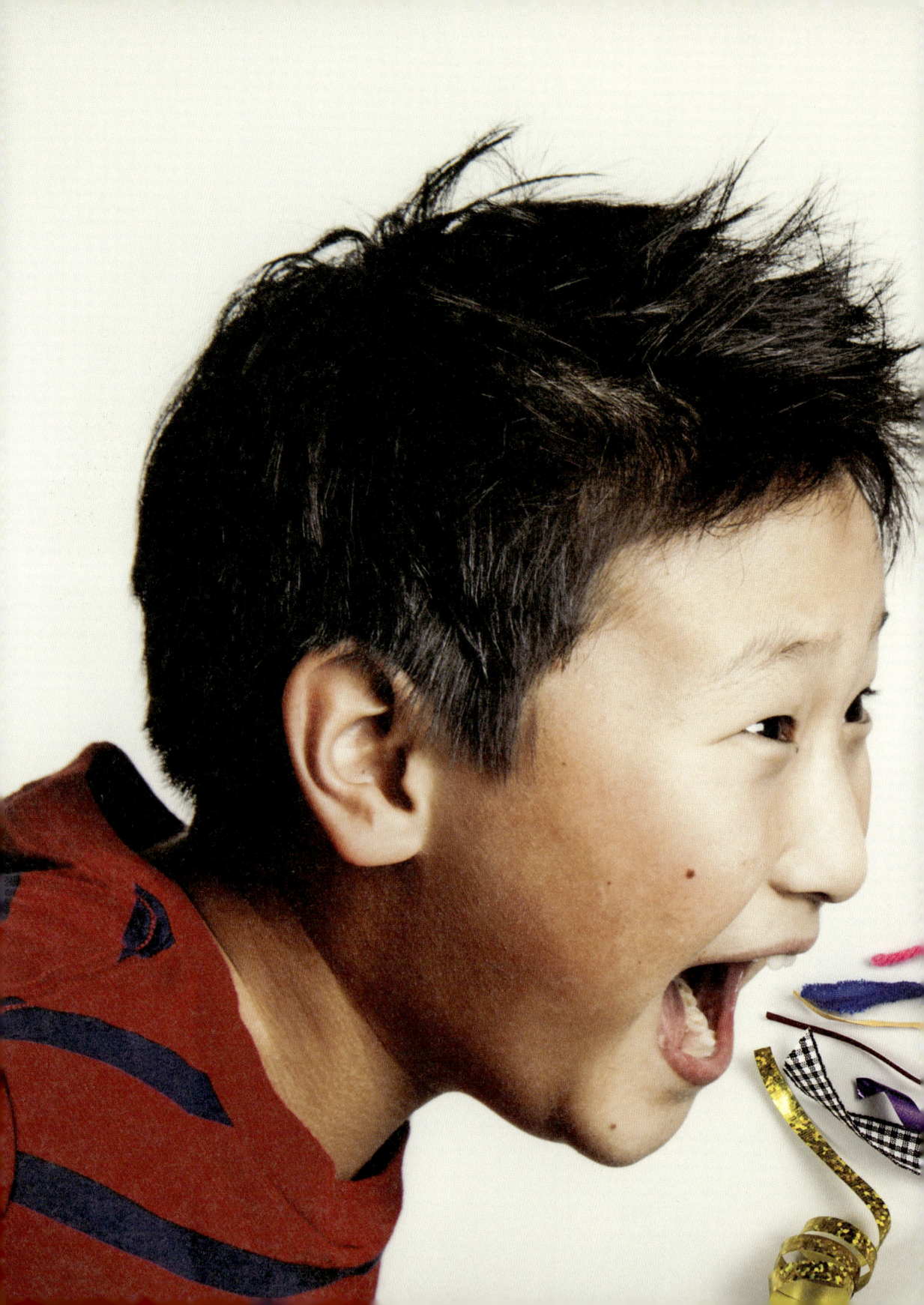

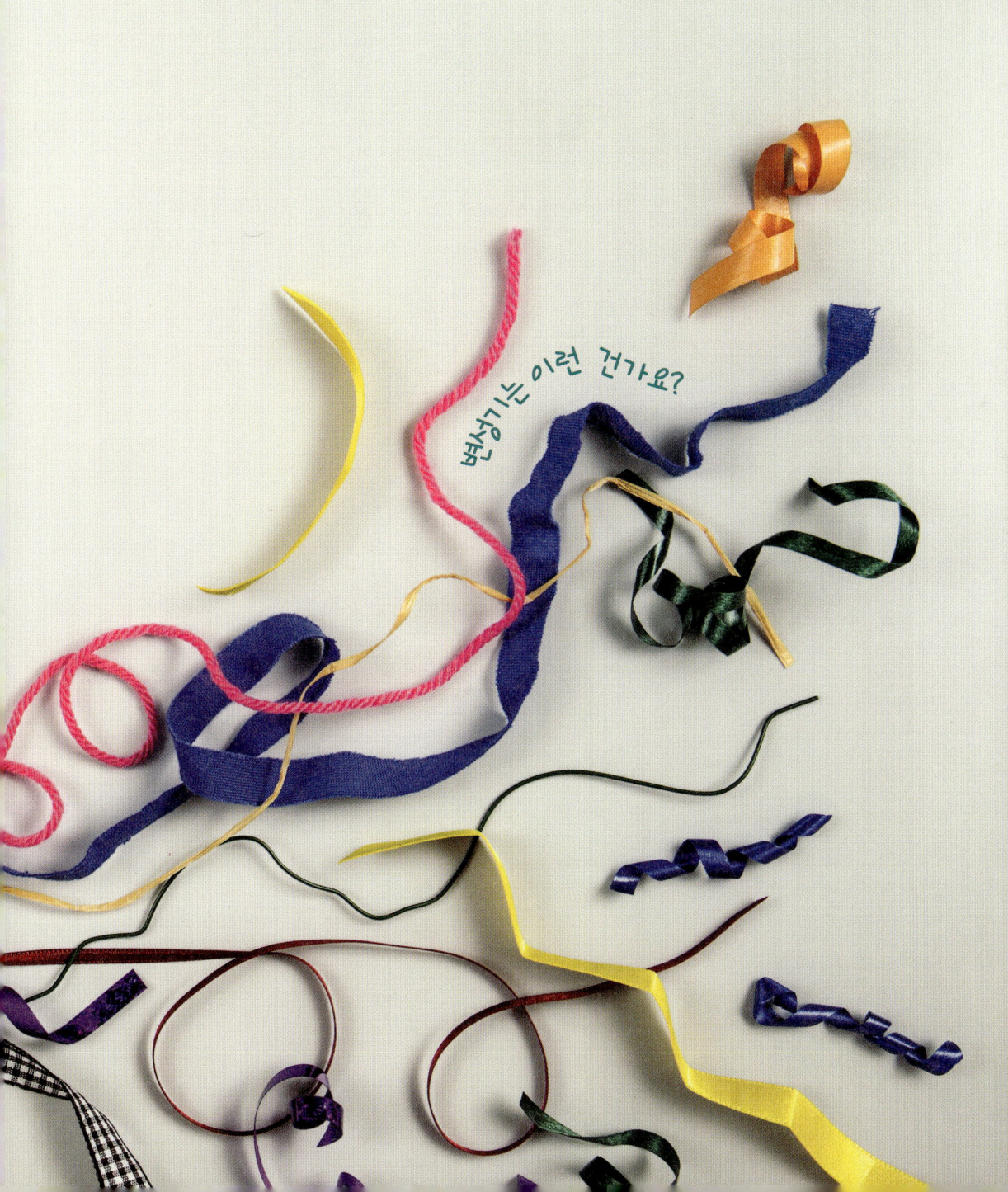

남자애들만 변성기가 와요?

목소리가 높은 음과 낮은 음, 날카로운 음과 갈라지는 음 사이를 불안하게 오가면 남자애들은 변성기에 이른 거야. 목소리가 한 옥타브 밑에서 제자리를 잡을 때까지는 보통 일 년이 걸려. 대부분의 남자 아이들은 열다섯 살이 되면 성대가 다 자라. 그래서 소년 합창단에서 노래하던 애들도 남성 합창단으로 자리를 옮겨야 해. 하지만 250년 전에는 그렇지 않았나 봐. 작곡가 요제프 하이든은 열여덟 살에도 빈 소년 합창단에서 노래를 불렀으니까.

남자애들만큼 겉으로 확실히 드러나지는 않지만 여자애들도 변성기를 겪어. 음정이 3도 정도 내려간다고 보면 돼.

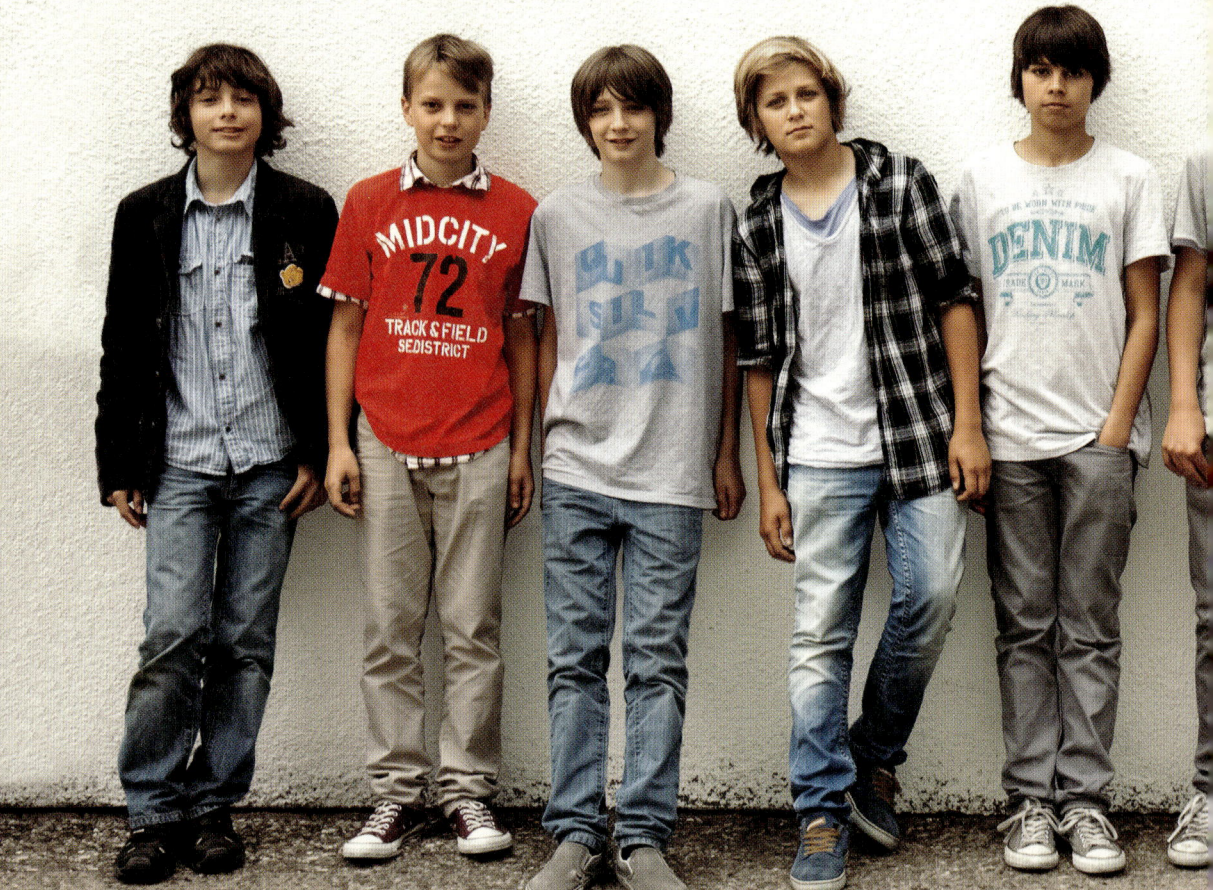

같은 사춘기인데 왜 어떤 애들은 작고 어떤 애들은 큰 거예요?

남자애들은 보통 열네 살이 되면 한순간에 훌쩍 커. 물론 사람에 따라 그 상태가 조금 더 일찍 오는 경우도 있고 늦게 오는 경우도 있어. 그건 사람마다 호르몬이 나오는 시기나 양이 달라서 그래. 어쨌든 그 시기가 오면 남자애들은 일 년에 12센티미터씩 무섭게 자라. 그렇게 자랄 때는 키보다 팔다리가 먼저 자라서 어떤 애들은 문어나 오징어 같이 보이기도 하지. 몸의 나머지 부분이 팔다리에 맞게 자라서 균형이 이루어지려면 시간이 필요해.

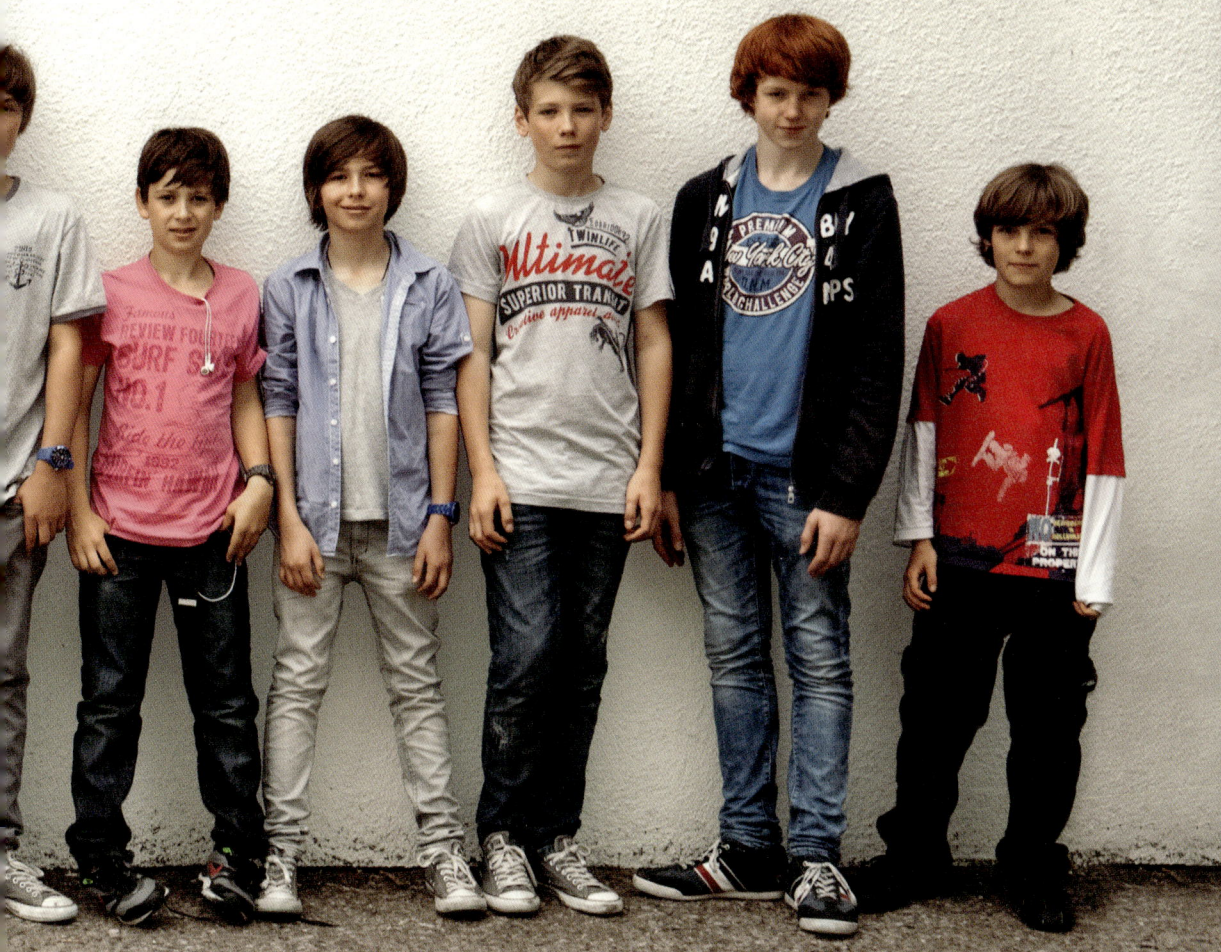

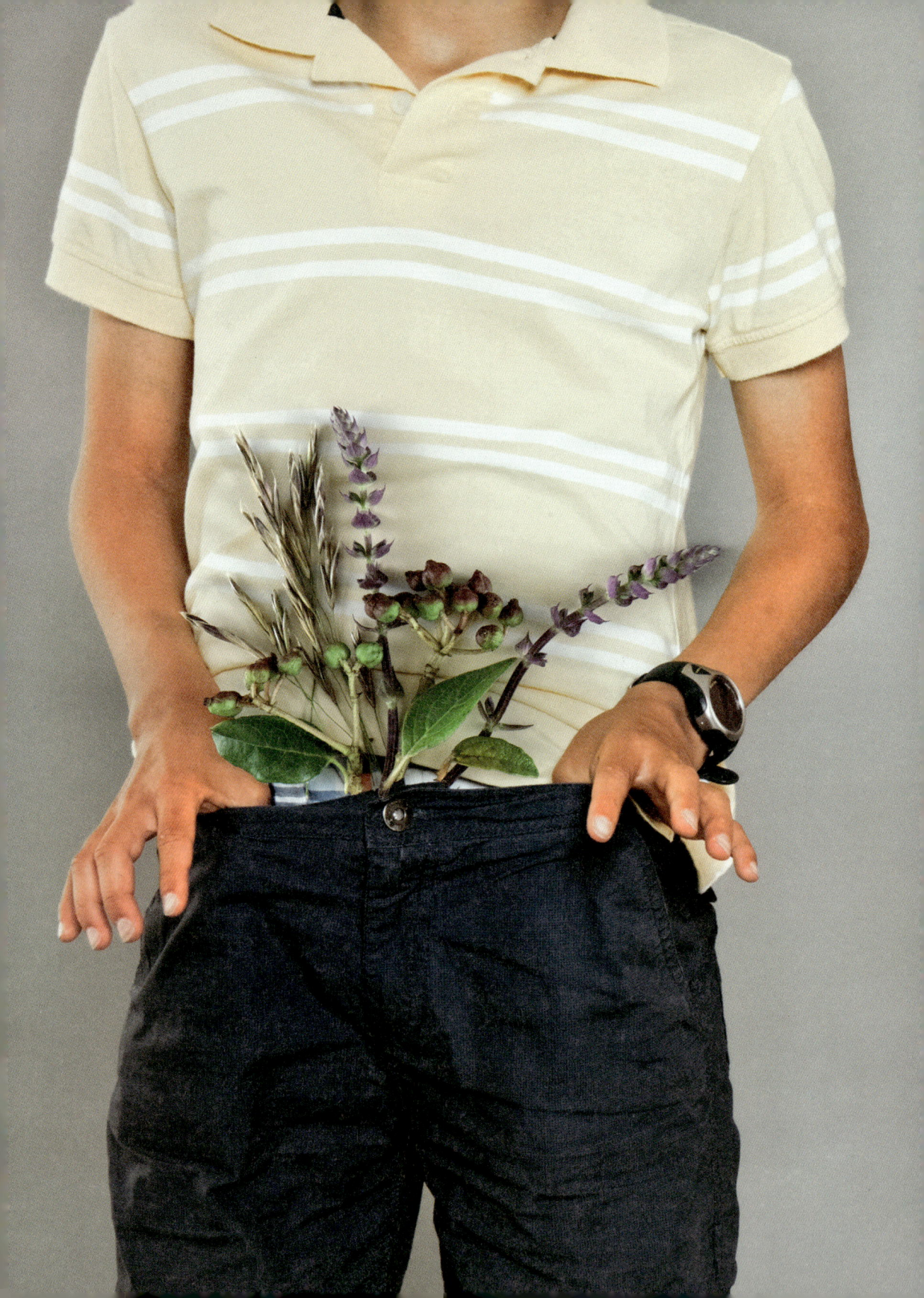

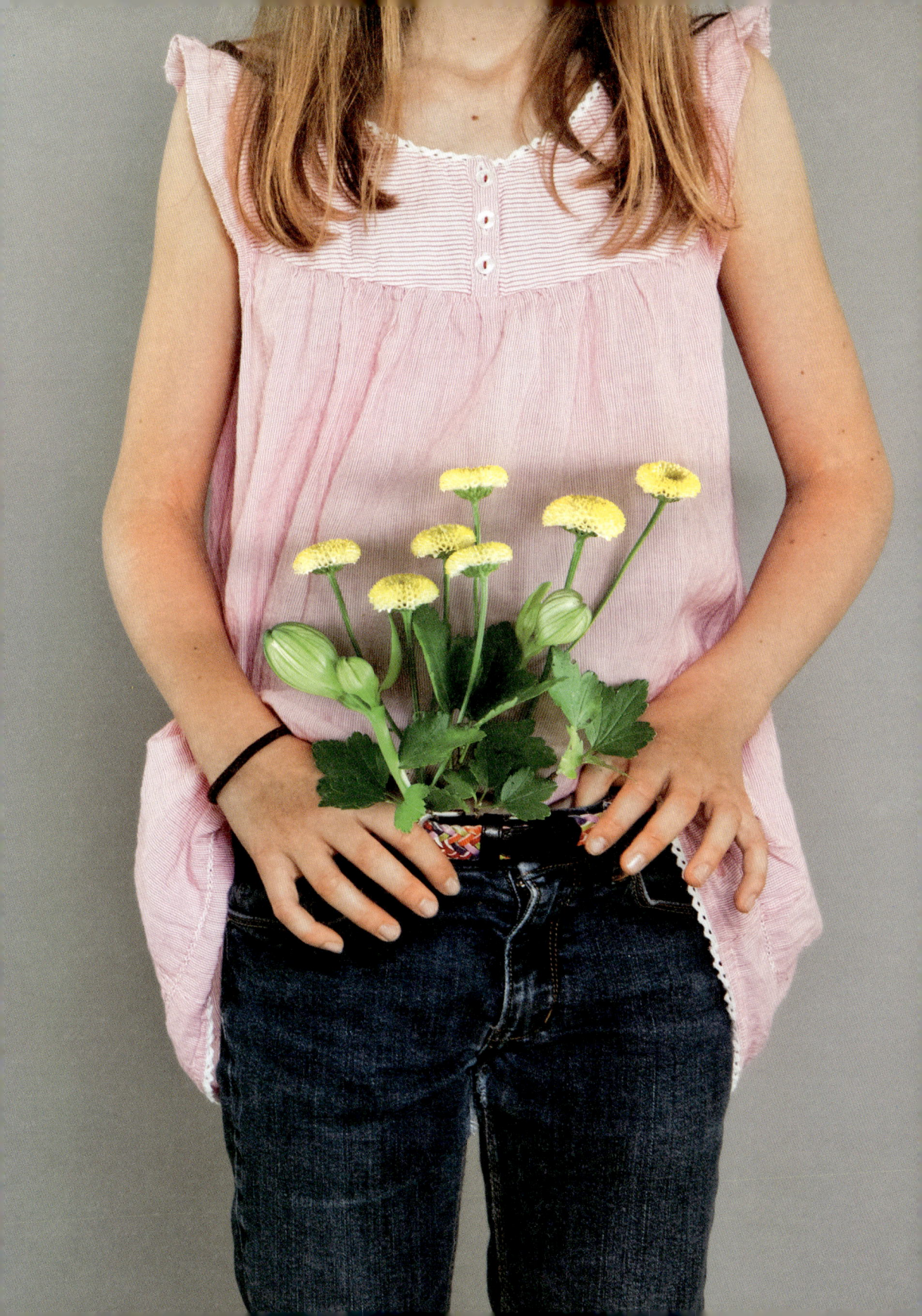

거기엔 왜 털이 나는 거예요?

"이리 와 봐, 이제 난 새끼를 가질 수 있어. 내 털에서 좋은 냄새가 나. 너도 거부할 수 없을 걸."

고릴라가 말을 할 수 있었다면 아마 막 자란 자신의 음모를 보고 암컷에게 그렇게 말했을 거야. 그리고 ==그걸 부끄러워하거나 깎을 생각은 절대 하지 않았을 거야.==

동물의 경우, 음모는 이성을 유혹하는 냄새를 모아 두는 역할을 해. 털은 냄새를 흡수했다가 천천히 내보내는 역할을 하거든. 고깃집에 갔다 오면 유독 머리카락에 냄새가 많이 나는 이유도 그 때문이지. 사람도 마찬가지야. 남자와 여자는 각자 특유의 냄새가 있어. 꽃향기처럼 향긋하지는 않지만 이 냄새가 이성을 성적으로 흥분시켜. 그런데 음모가 있으면 그런 냄새를 보관하기가 한결 쉬워져.

그런데 음모가 계속 자랄까 봐 걱정이 돼서 자를 생각이라고? 음모는 머리카락처럼 계속 자라는 것은 아니야. 어느 정도 길이가 되면 더 이상 자라지 않아. 지금 당장은 부끄럽지만 어른이 되었을 때는 없는 게 이상하게 느껴질 거야.

옛날에는 여자애들이 시시했는데 지금은 왜 좋아지는 거죠?

너 혹시 옛날에 친구들과 칼싸움 놀이했던 거 기억나? 고래고래 고함을 지르고 칼을 휘두르며 놀았겠지. 그때 여자애들은 뭘 했니? 같이 놀았니? 아닐 거야. 여자애들은 한심한 눈으로 너희를 바라보며 같이 놀려고 하지 않았을 거야. 왜 그런지 아니? 걔들 눈에는 그런 놀이가 여자한테는 맞지 않는 것처럼 보이거든. 반대로 너한테는 칼싸움 놀이가 남자다워 보일 거야.

이처럼 초등학교 때 여자와 남자애들은 각자의 성 역할, 즉 성 정체성을 발견하려고 서로 따로따로 놀 때가 많아. 그러다 보면 남자애들은 과장될 정도로 남자다운 행동을 하고, 여자애들은 과장될 정도로 여자다운 행동을 하게 돼. 심지어 남자애들은 여자애들을 터무니없이 깎아내리기도 해. 그런 행동을 통해 스스로를 좀 더 잘 이해하고 싶은 거지.

그런데 ==사춘기가 오면 완전히 달라져.== 남자와 여자 사이의 구별이 뚜렷해지면서 이제는 그런 ==정반대의 차이가 갑자기 매력으로 다가와.== 그런데 그런 차이가 항상 이성과 관련된 것은 아냐. 남자이면서 다른 남자애를 좋아할 수도 있고, 여자이면서 다른 여자애에게 끌릴 수도 있어. 혹은 너하고 다른 점이 굉장히 멋지게 느껴지기도 하고, 반대로 너하고 비슷한 점이 많아서 좋아지기도 해.

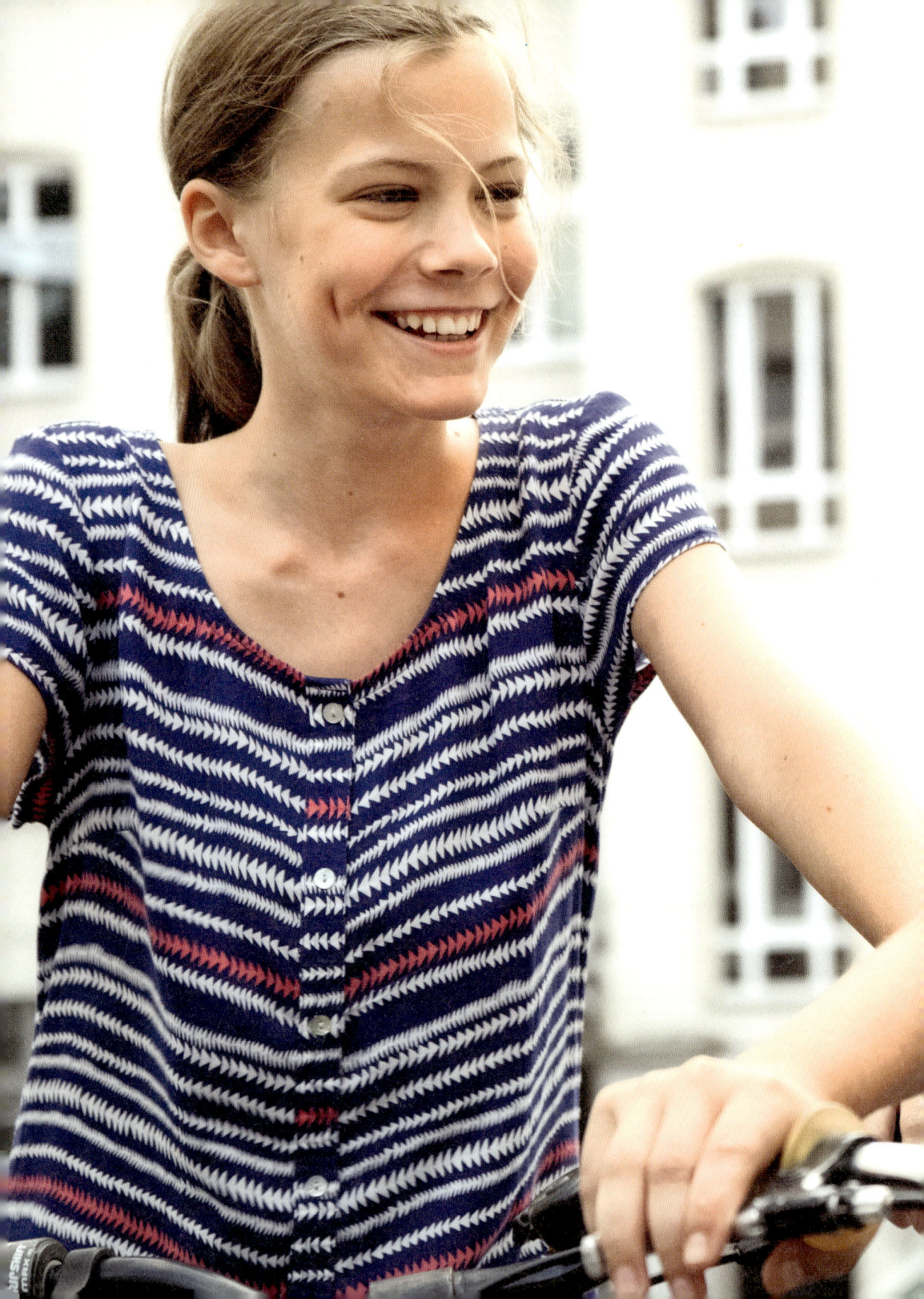

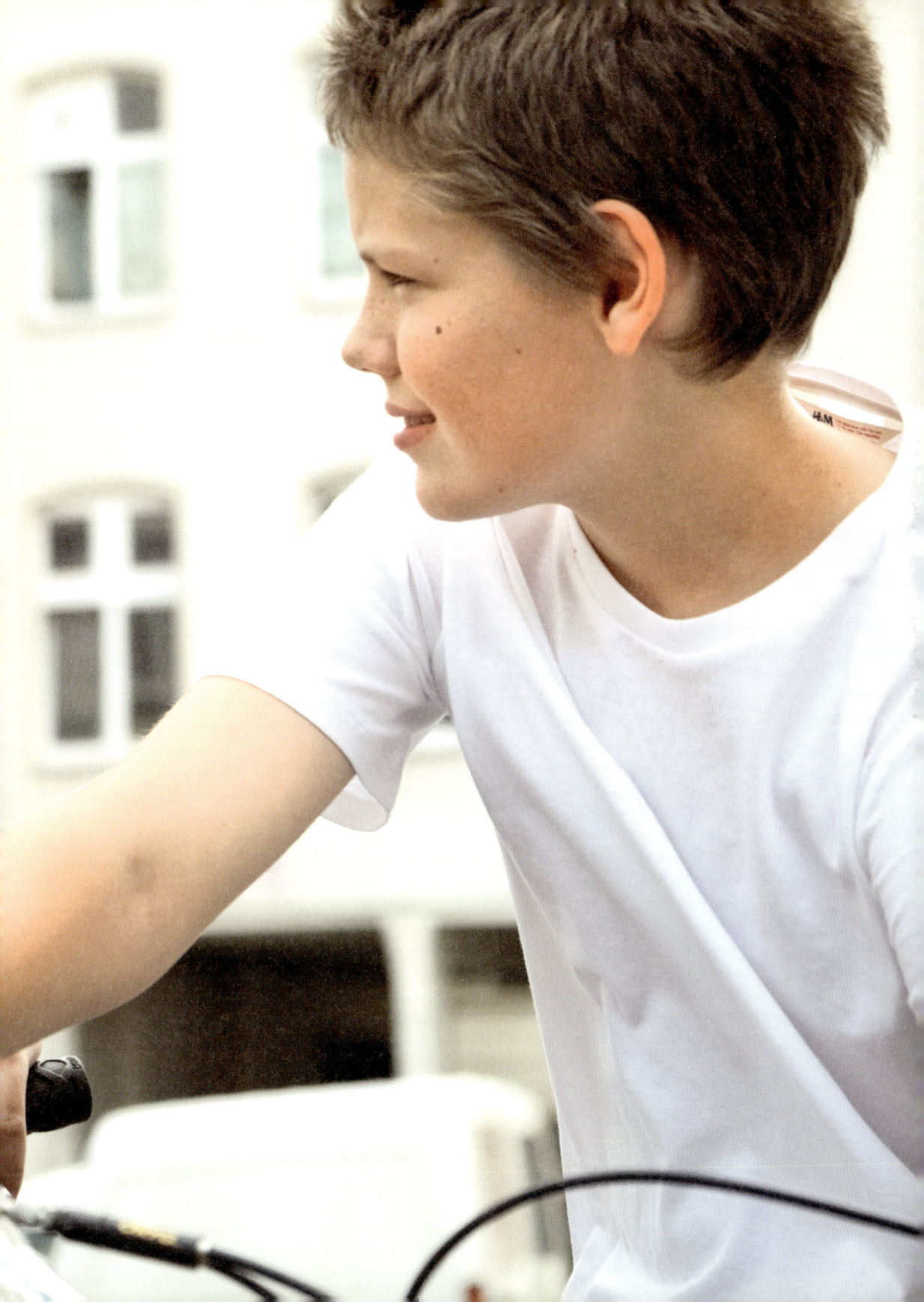

면도를 하는 건 안 좋아요?

몸 여기저기에 털이 나는 건 네가 어른이 되어 간다는 증거야. 만일 수염이 고르게 자라지 않는 것이 계속 신경에 거슬리면 밀어 버려! 여름철에도 다리와 겨드랑이 털을 깎고 싶지 않으면 그냥 내버려 둬! 수염이든 다리털이든 겨드랑이 털 혹은 음모든 간에 네가 면도를 하고 싶은 것이 정말 털이 성가셔서 그런 것인지, 아니면 친구들 몇 명이 벌써 면도를 하는 걸 보고 너도 따라 하고 싶어서 그런 것인지 진지하게 생각해 봐. 아마 많은 아이들이 털을 그냥 두는 쪽을 택할 거야. 털이 있으면 좀 더 어른이 된 것 같은 느낌이 들 테니까.

어느 곳의 털이든 한번 밀어 보고 싶으면 시험 삼아 해 보는 것도 괜찮아. 털이 다시 자라는 것을 관찰하는 것도 신기한 경험일 수 있고. 다만 안전한 면도기를 사용해야 돼. 우리 몸의 은밀한 곳은 피부가 무척 약하거든.

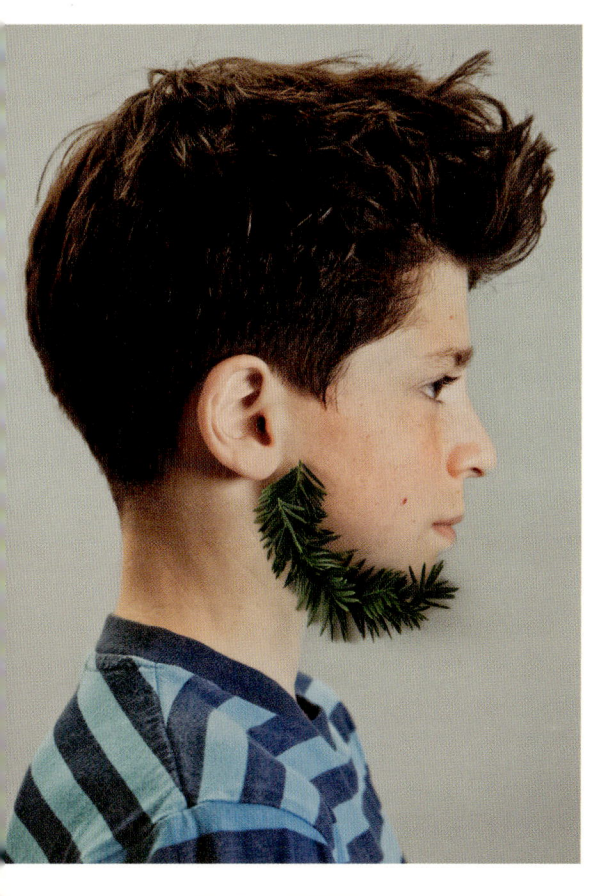
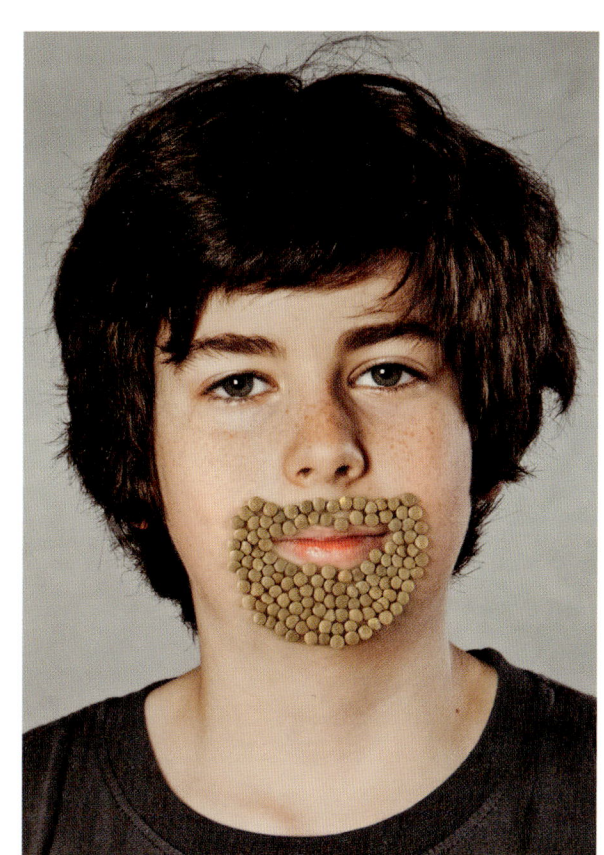
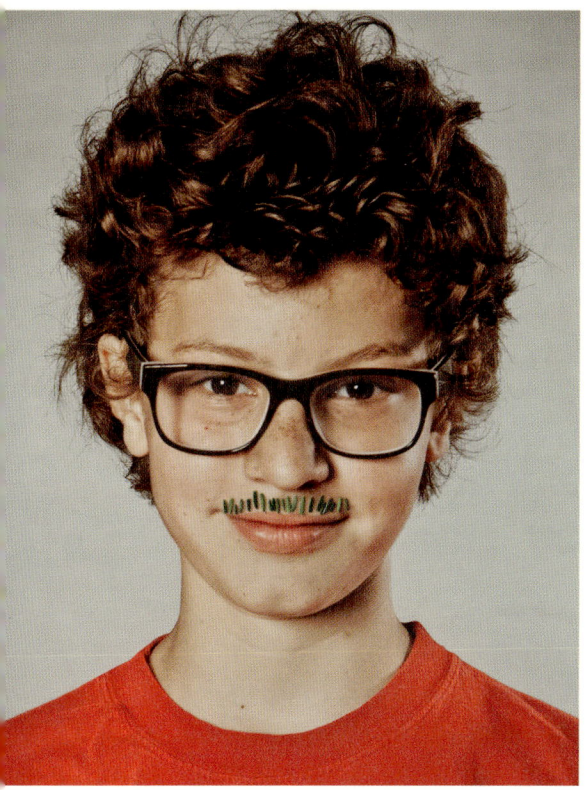
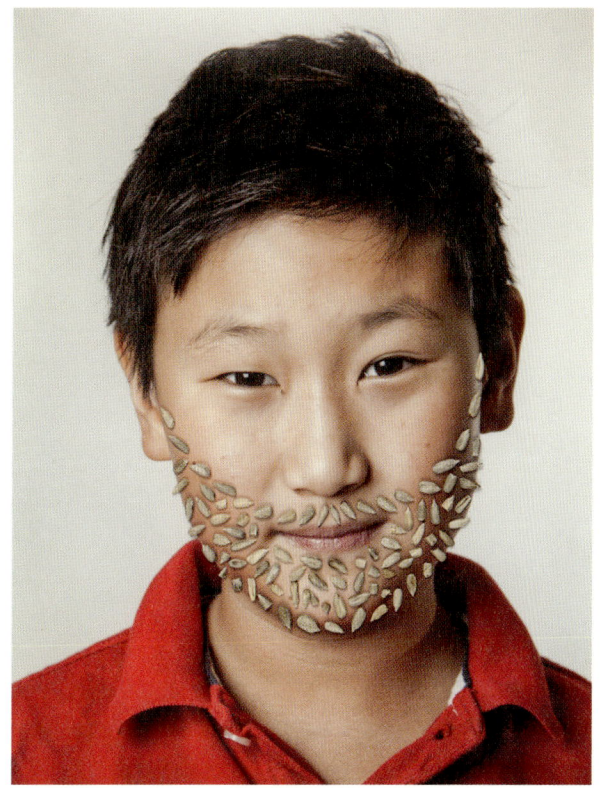

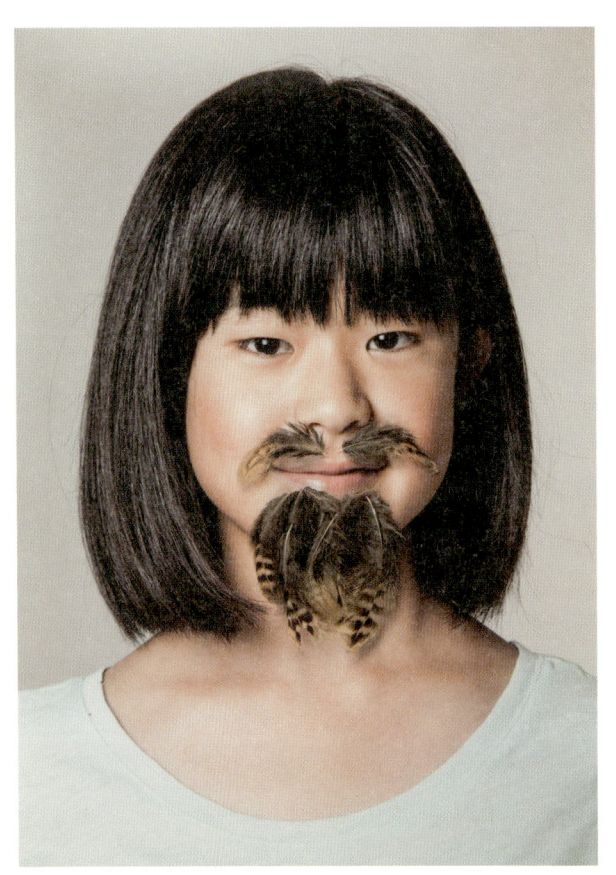
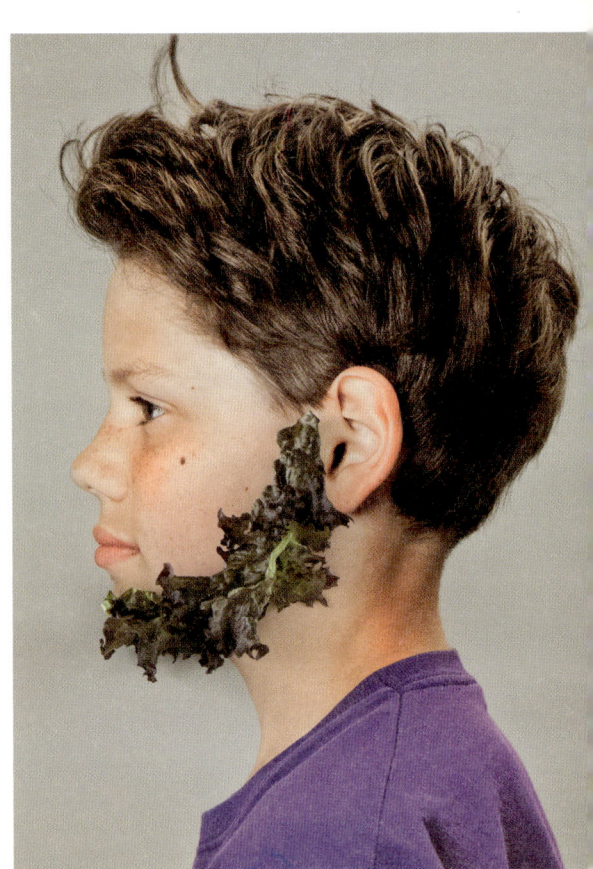
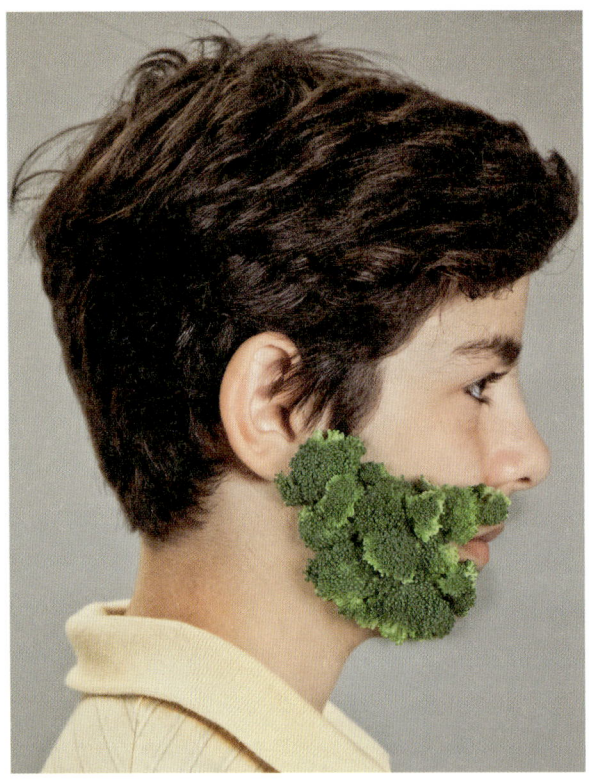
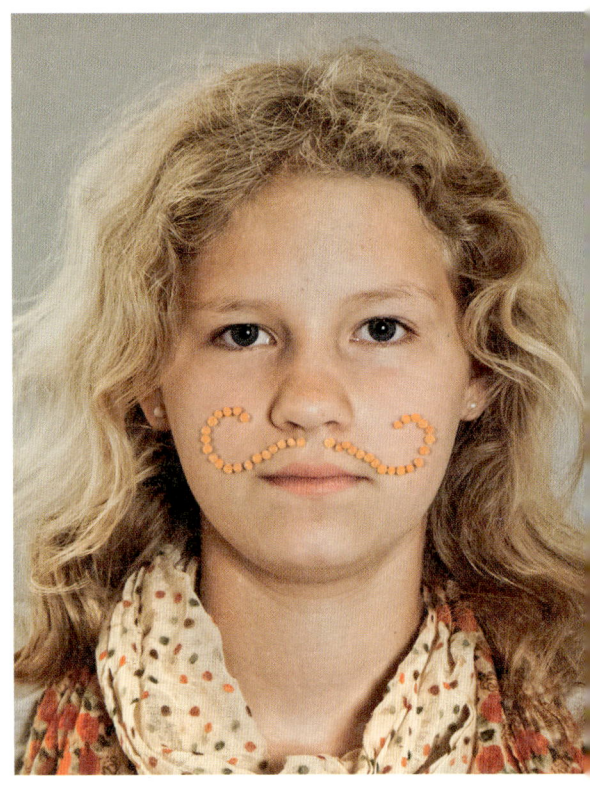

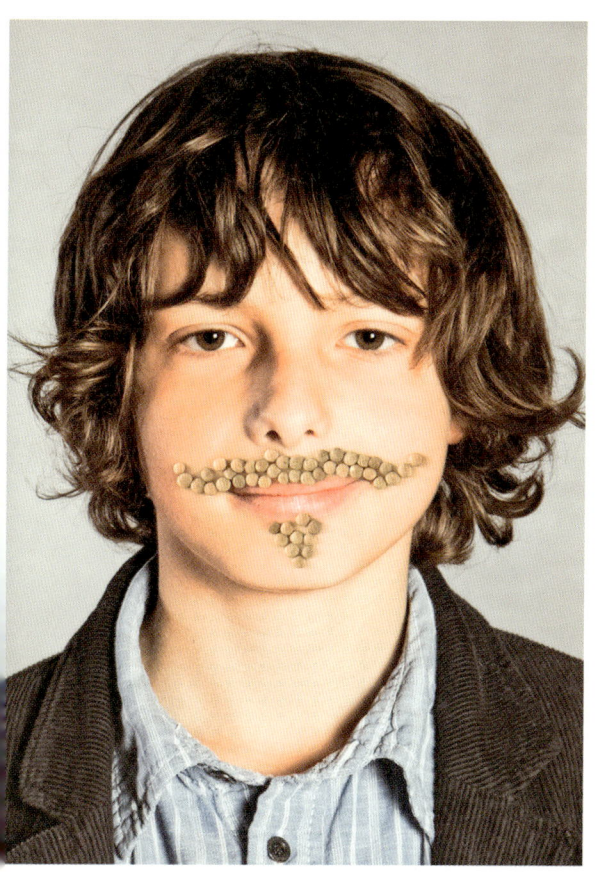
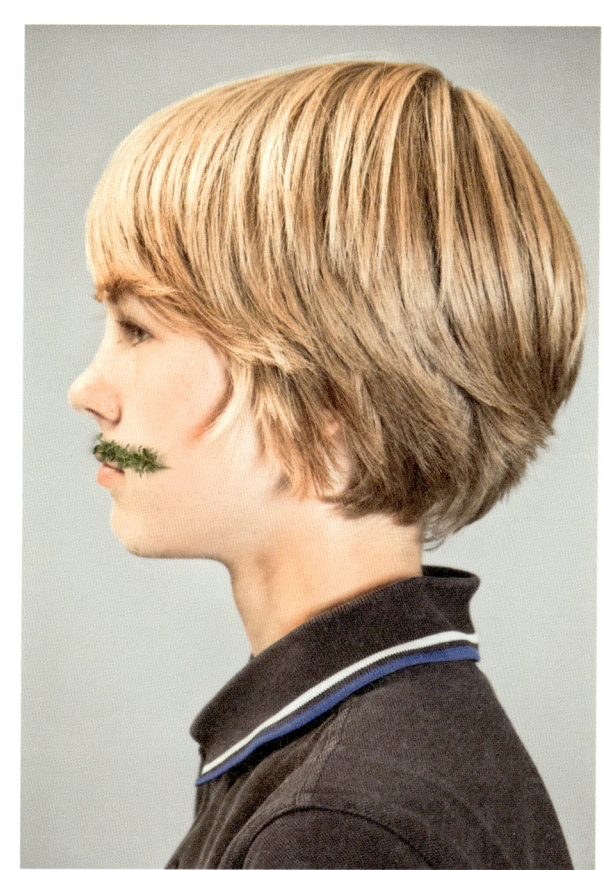
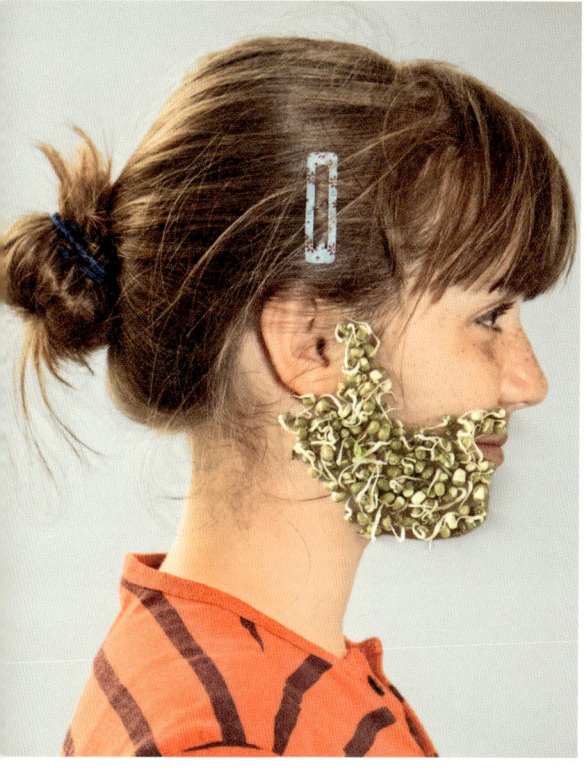
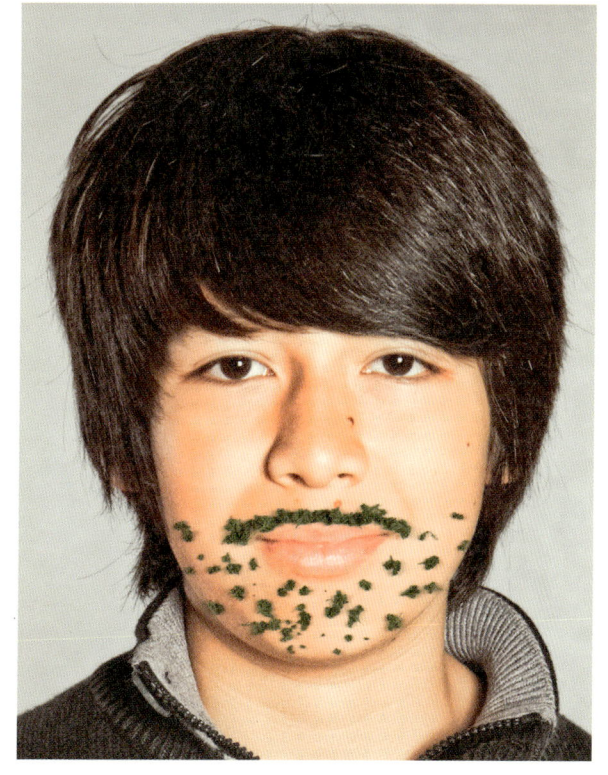

폭풍 같은 내 마음을 어떻게 다스리면 좋을까요?

사춘기가 되면 몸만 성숙해지는 게 아니고 마음도 점점 성숙해져. 하지만 몸의 변화만큼 마음이 못 따라가기 때문에 감정의 변화가 심해지지.

하루에도 수십 번 마음이 오락가락하고, 별것 아닌 일에 버럭 화가 나고, 짜증이 나지. 어른들이 잔소리를 하면 반항심부터 생기고, 옳은 이야기인데도 반대로 행동하고 싶지. 게다가 어린애 취급을 당할 때면 더 그래. 가끔은 가족들이 사라져 버렸으면 좋겠다는 생각이 들기도 할 거야. 그런 반면에 친구들이랑은 더 많이 함께 있고 싶어지고, 비슷하게 꾸미고 싶고 행동하고 싶지?

이렇게 마음이 어지럽고 혼란스러울 때는 먼저 깊게 숨을 들이쉬어 봐. 딱 3초만 숨을 들이쉬었다가 내뱉으면 조금은 진정될 거야. 때로는 부모님에게 사소한 이야기를 모두 털어놓는 것도 도움이 돼. 네가 좋아하는 음악을 듣는다거나 운동을 한다거나 집중하는 일을 해도 좋고. 너와 마음이 비슷한 친구들과 수다를 떨거나 영화를 보는 건 어떨까.

==마음이 혼란스럽고 복잡한 건 다른 친구들도 모두 마찬가지이지. 다만 그 상황을 어떻게 극복하느냐==가 앞으로 남은 사춘기를 즐겁게 보내느냐 아니냐를 결정해.

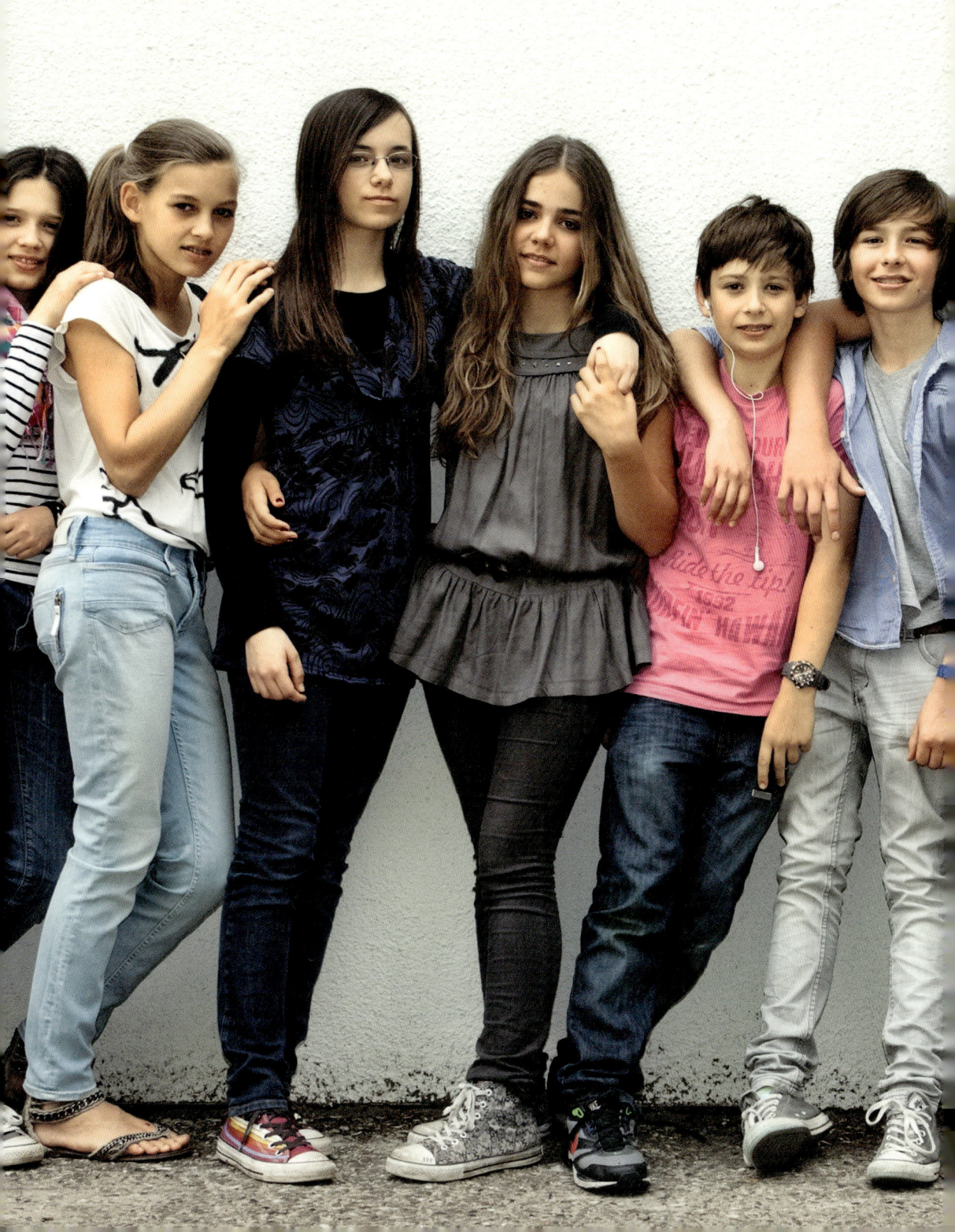

왜 어른이 되어야 하나요?

우리는 왜 태어나고, 왜 죽을까? 저 높은 곳의 힘이나 자연, 혹은 우주가 원하기 때문일까? 다른 건 몰라도 우리가 어른이 될 수밖에 없는 이유는 분명해. 그래야 새 생명이 탄생하고, 세상도 이대로 계속 돌아갈 수 있거든. 우리가 사춘기를 겪지 않고 계속 어린애로 남아 있으면 인류는 멸종하고 말 거야!

사람들은 어린 시절을 아무 걱정 없고 아름다운 시간으로 여기기 때문에 그 시절이 서서히 끝나가는 걸 알면 슬퍼지는 건 당연해. 하지만 사춘기는 과도기야. 우리 몸뿐 아니라 마음까지 새롭게 바뀌지. 많은 변화를 겪으면서 미지의 세계로 들어가는 것이 불안할 수도 있어.

하지만 어른이 된다는 건 새로운 세계를 경험하고 새로운 자유를 즐길 수 있다는 뜻이기도 해. 어른이 되어 가는 과정에서 생기는 스트레스와 걱정도 사실 필요한 일이야. 자기 자신과 남을 더 잘 알아나가고 이해할 수 있는 기회거든.

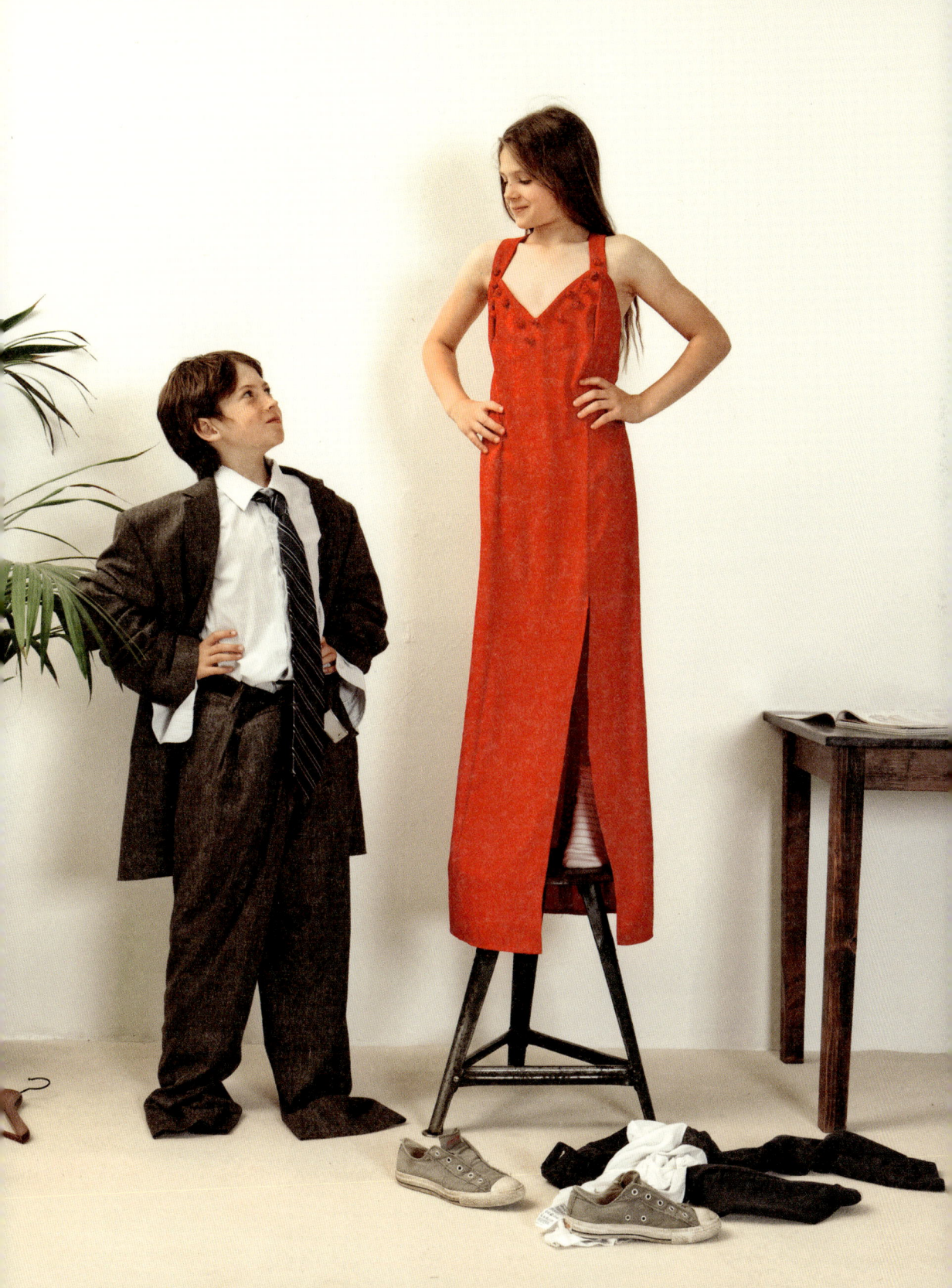

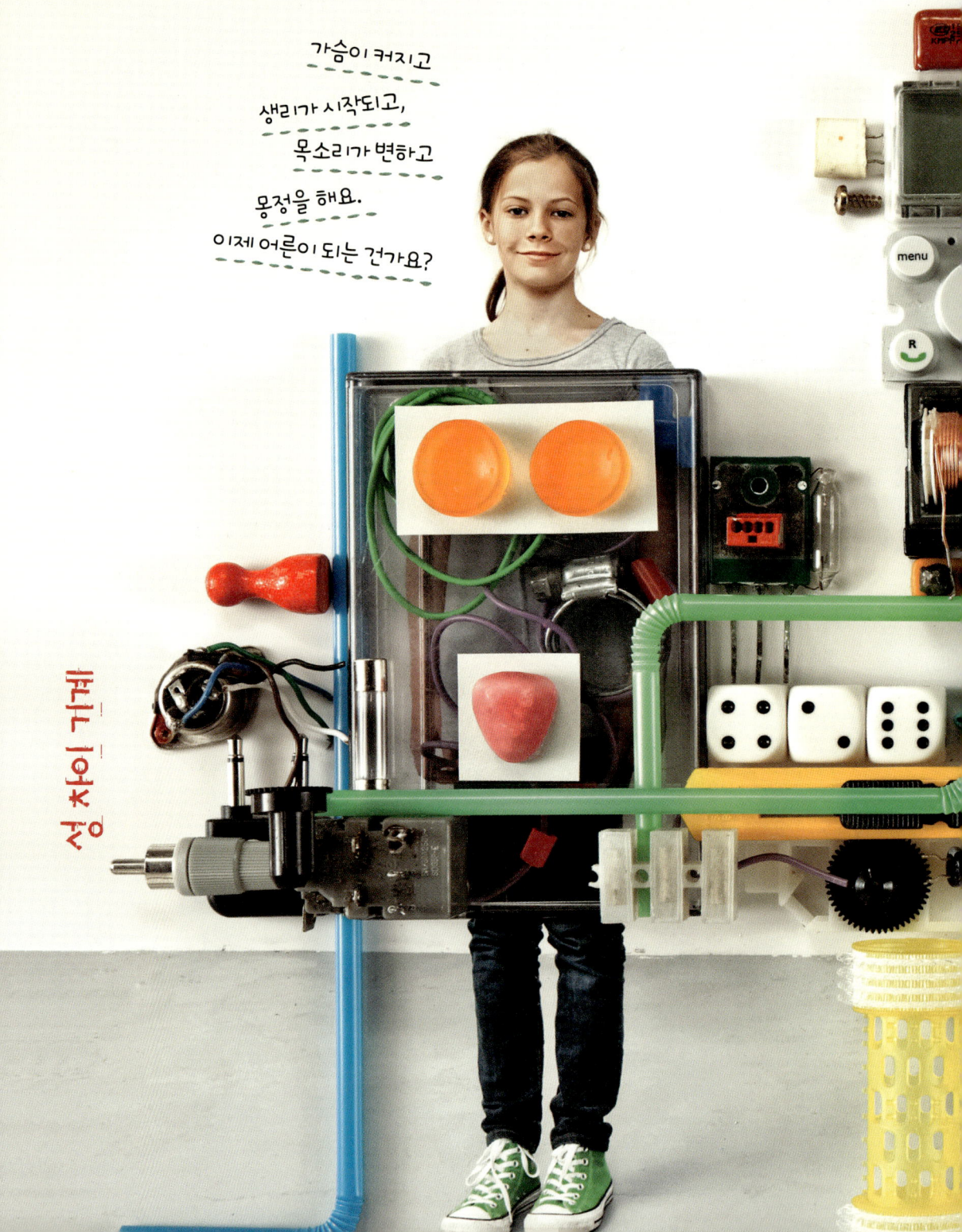

여자와 남자

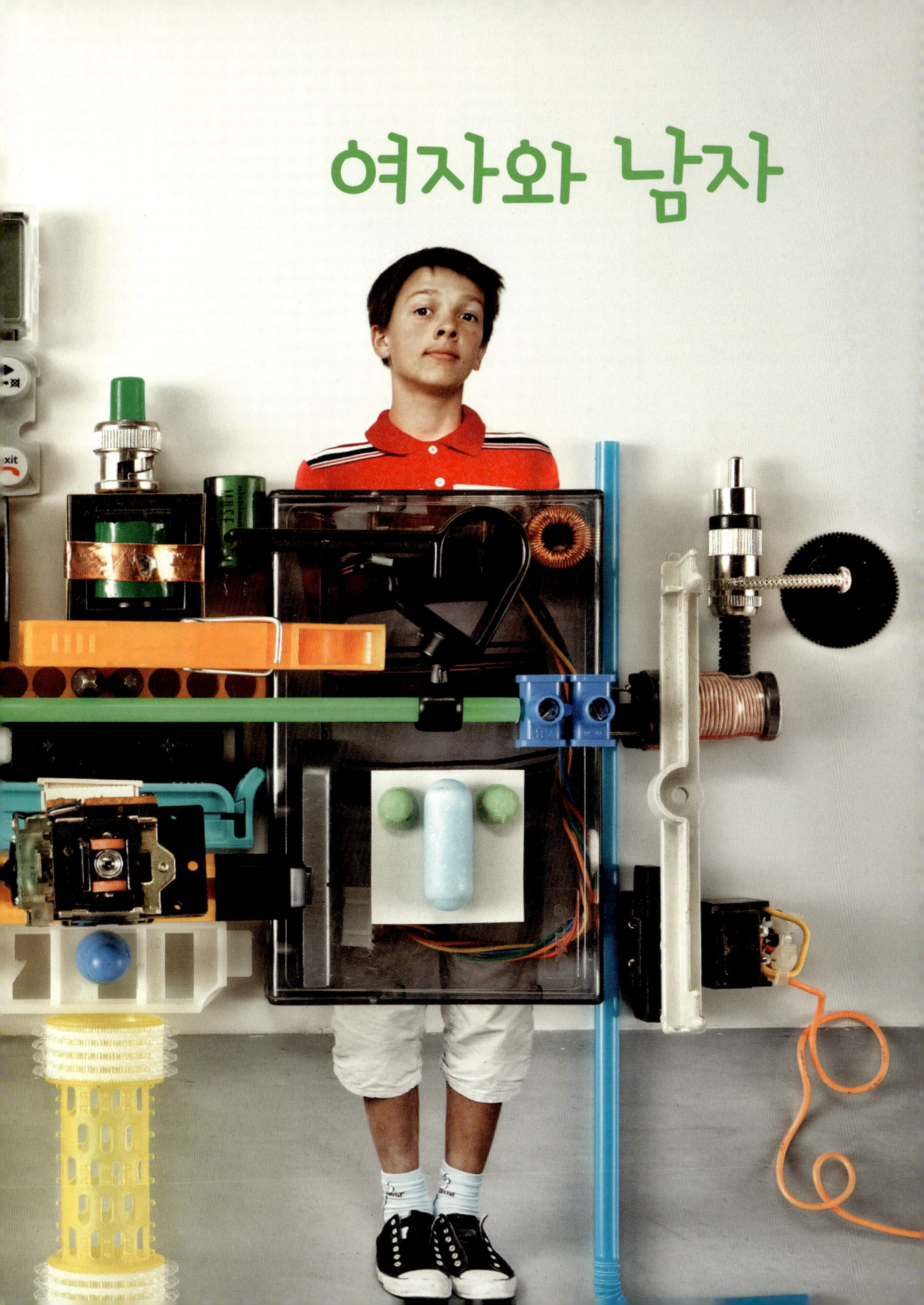

가슴이 커지려면 어떻게 하고 무엇을 먹어야 하나요?

　가슴을 크게 하거나 작게 하기 위해 네가 할 수 있는 방법은 없어. 가슴은 사춘기 때 여성호르몬 '에스트로겐'의 작용으로 커지기 시작해. 종종 왼쪽이 먼저 자라고 오른쪽이 나중에 자라지만, 반대 순서로 자라기도 해. 어쨌든 마지막에는 균형이 맞게 되어 있어. 하지만 양쪽 가슴이 정확히 똑같은 사람은 거의 없어. 가슴이 일찍 커지면 가슴의 성장도 상대적으로 일찍 멈춰. 늦게 커지면 그만큼 좀 더 긴 시간 동안 자라고. 가슴은 보통 스물한 살까지 커지거든.

　가슴이 크든 작든, 둥그렇든 뾰쪽하든, 봉긋하든 납작하든 그게 뭐가 중요해? ==가슴 크기와 모양은 별로 중요하지 않아.== 남자가 여자를 좋아할 때도 마찬가지야. ==중요한 건 네 전체 모습이야.== 너만의 분위기와 너만의 당당한 생각이 중요해. 그러니 이렇게 외쳐. 이건 내가 좋아하는 내 몸이야. 이 모습 그대로 좋아하든 말든 맘대로 해!

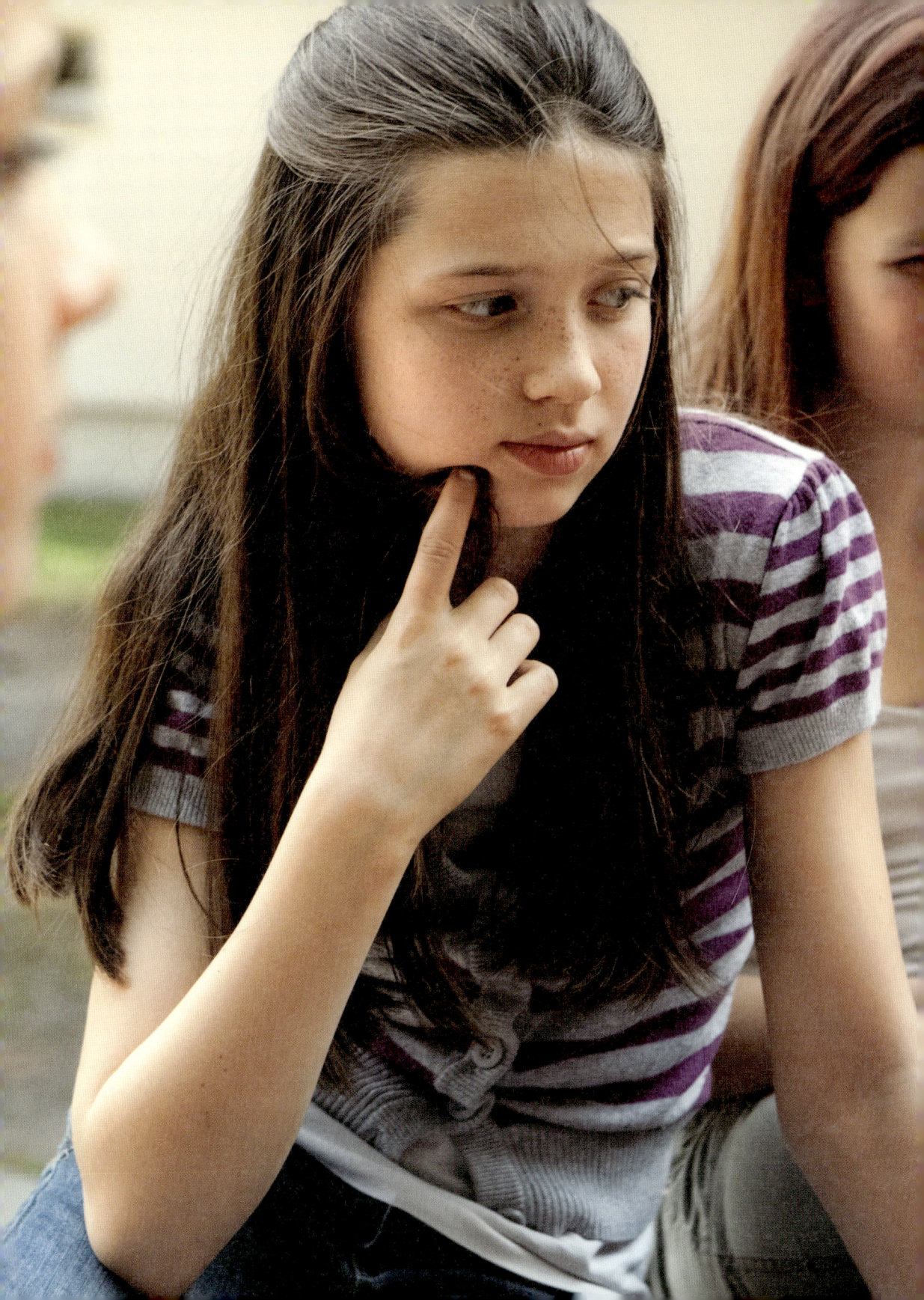

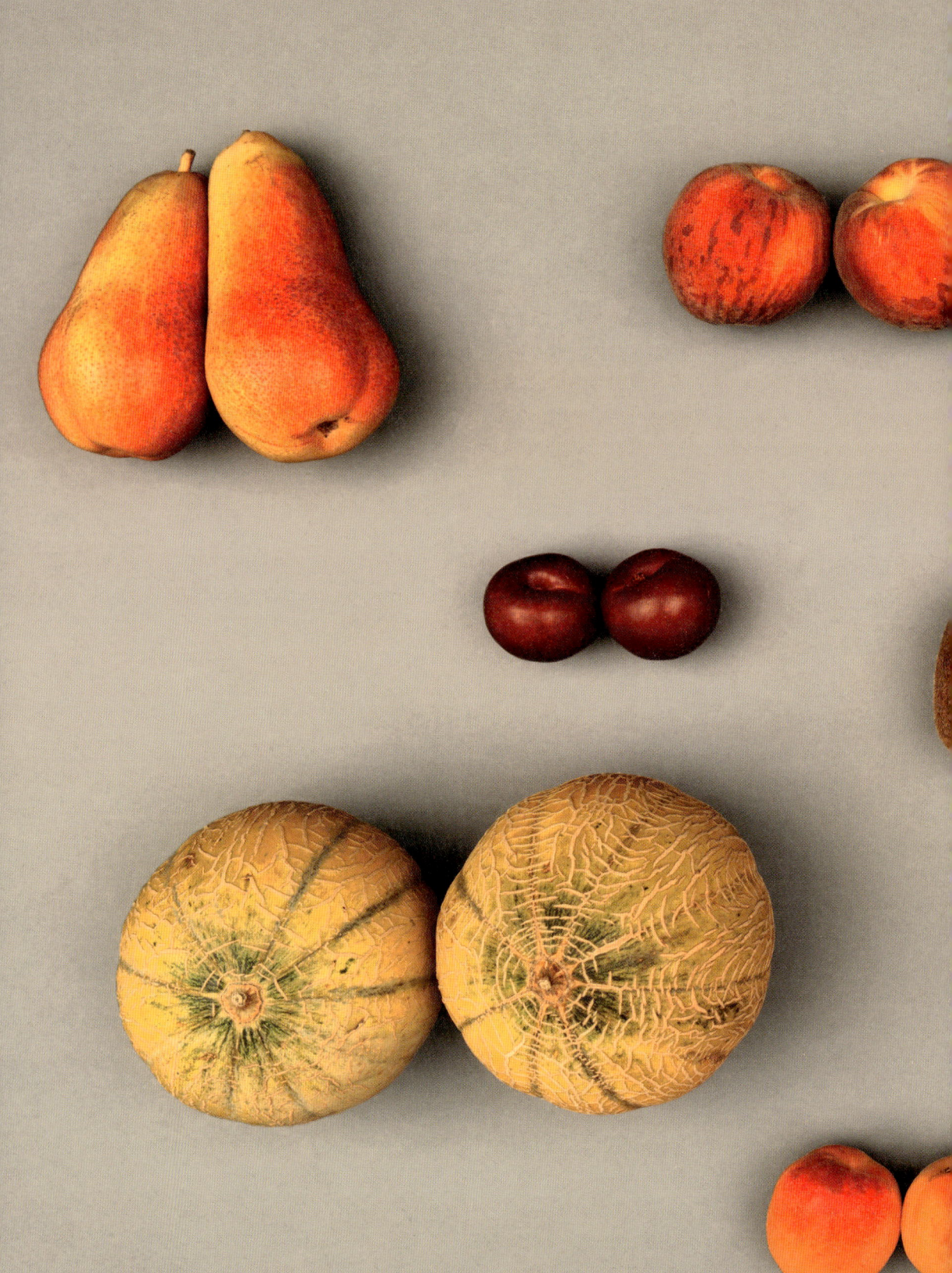

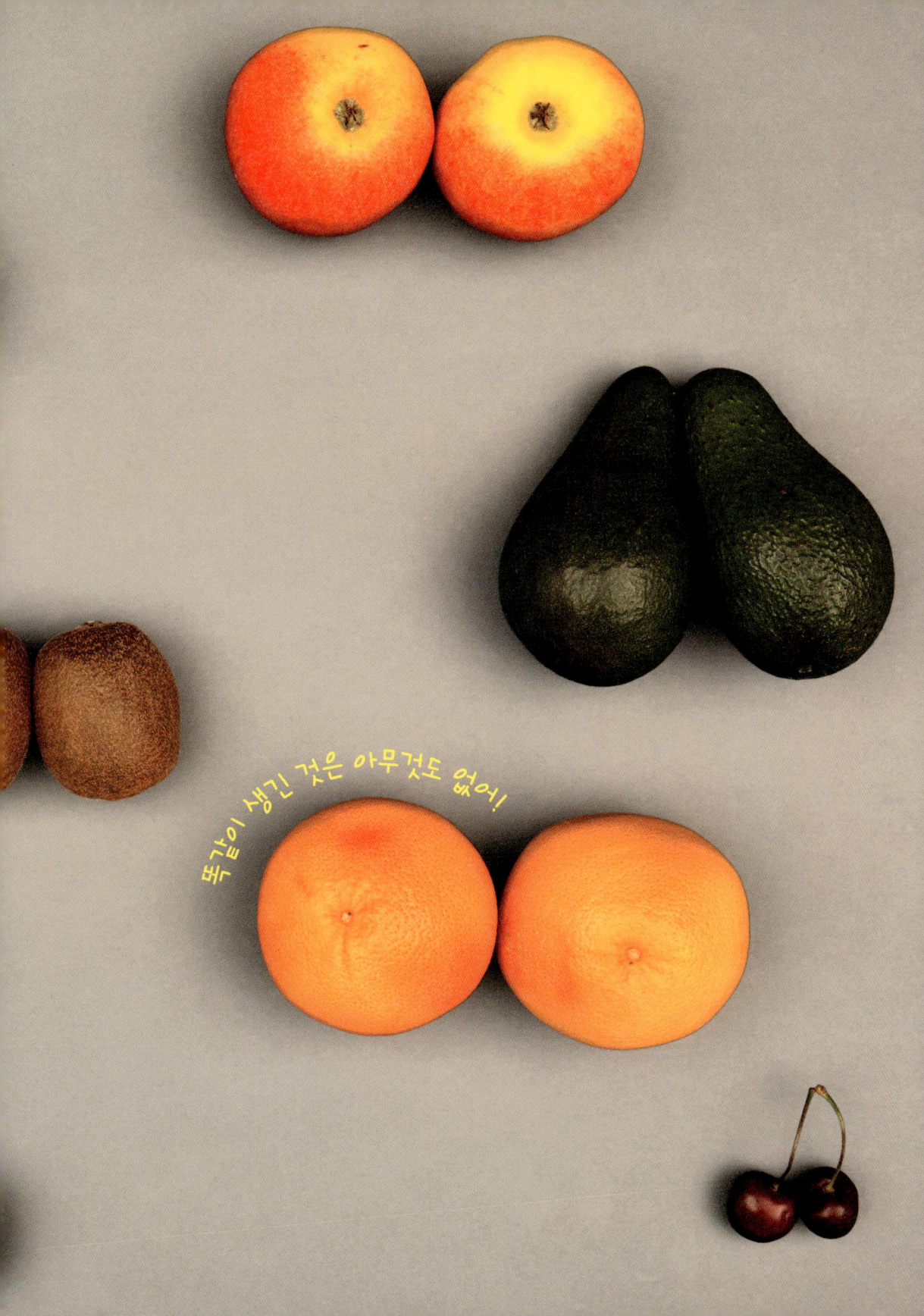

젖가슴 안은 어떻게 생겼어요?

젖가슴 내부의 모습은 아주 황홀해. 신경 통로와 혈관, 림프관 외에 젖샘과 젖관이 지방 조직에 둘러쌓여 조용히 잠들어 있어. 보통 젖샘들은 매우 작아서 손으로 만져지지 않아. 나중에 임신해서 아기에게 젖을 먹일 때가 돼야 최대한으로 발달해. ==여자라면 가슴이 크든 작든, 어떤 모양으로 생겼든 누구나 아기에게 젖을 먹일 수 있어.==

가끔 가슴이 딱딱해지고 약간 아플 때가 있다고? 그건 달마다 찾아오는 호르몬 변화 때문인데 생리가 끝나면 가슴은 다시 말랑말랑해져.

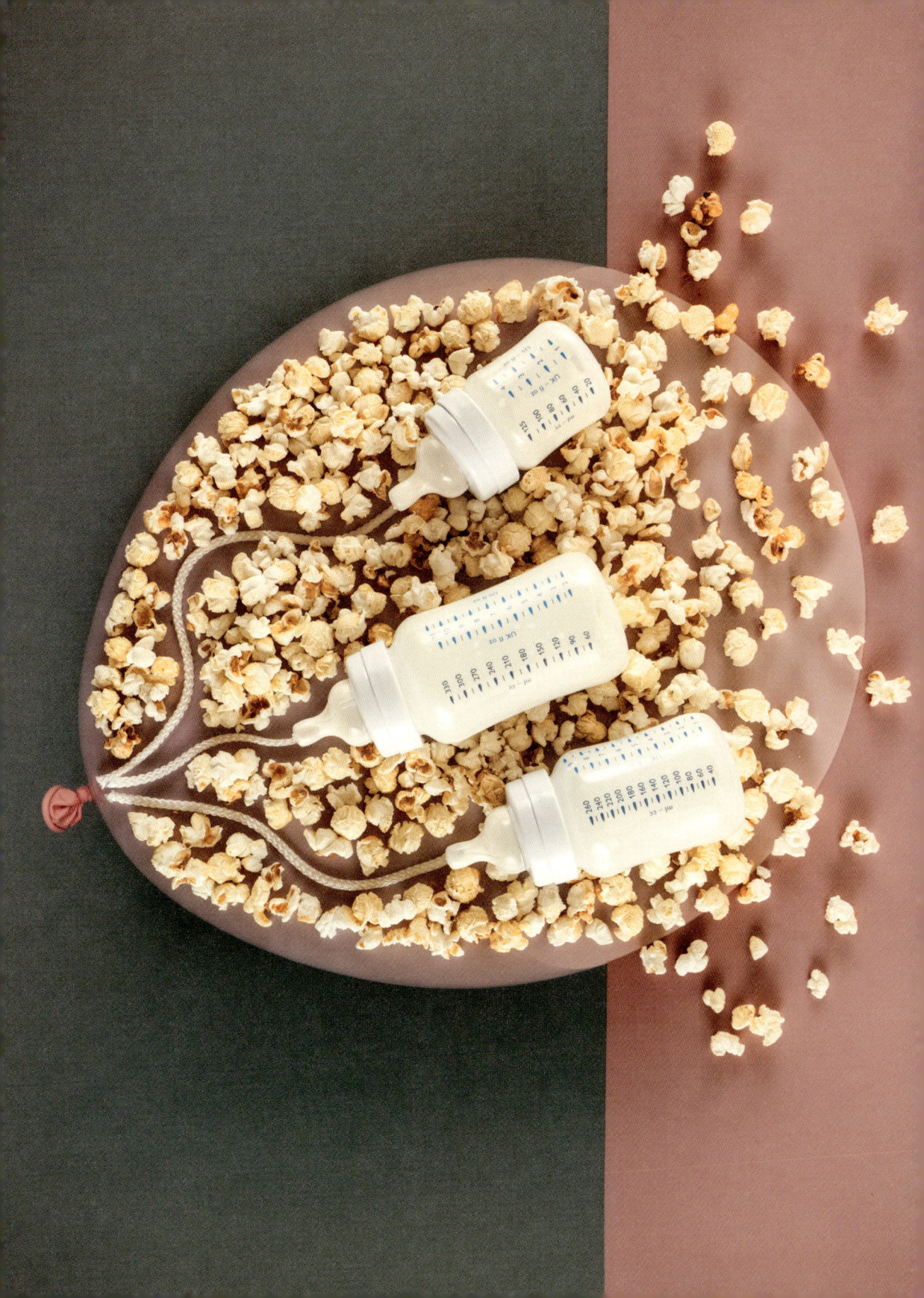

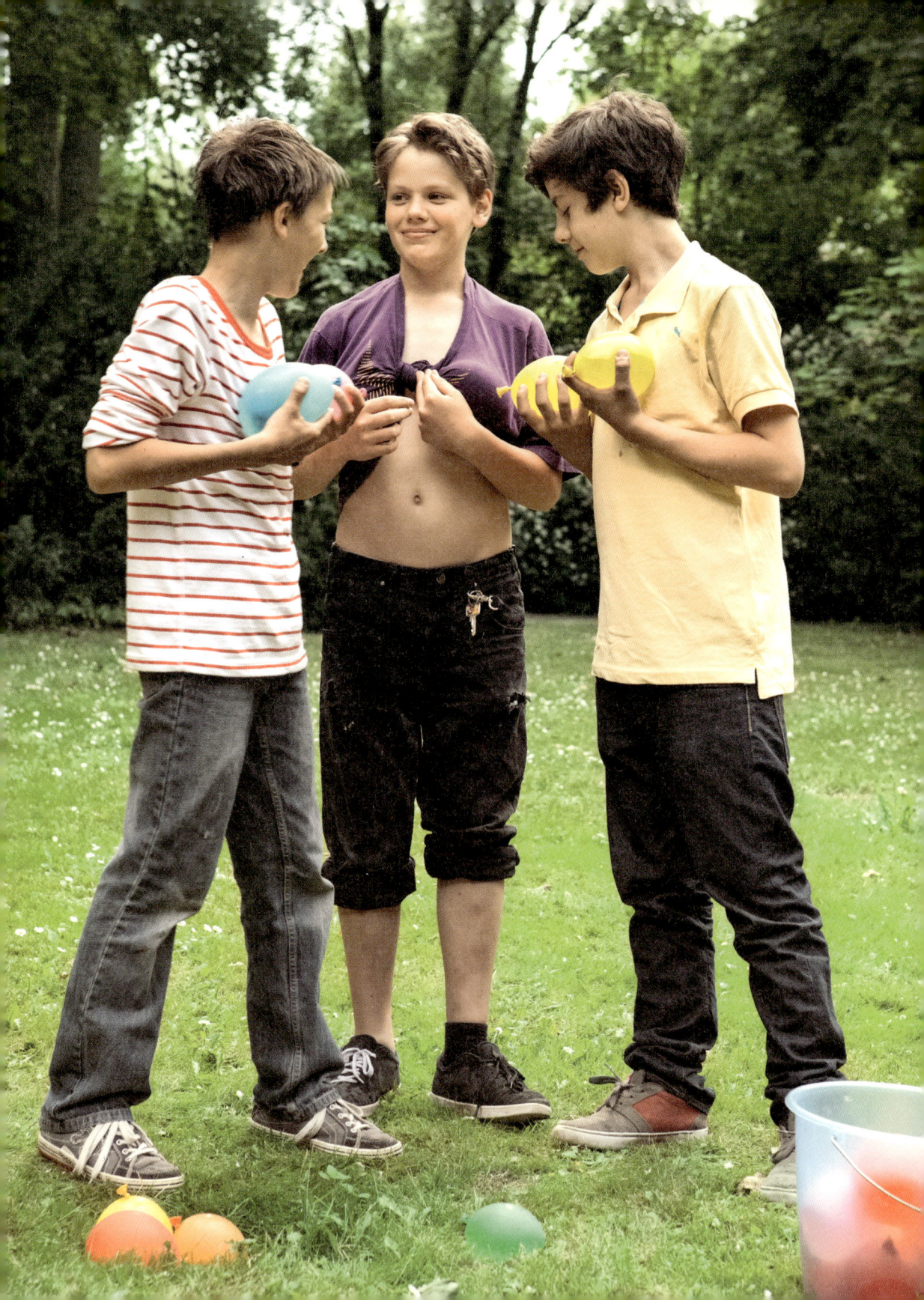

남자에게 젖가슴이 생길 수도 있나요?

남자에게는 젖가슴이 생기지 않아. 태아를 남자로 만드는 Y 염색체에는 '젖가슴'이라는 인자가 없거든. 그럼 젖꼭지는 왜 있냐고? 원래 남자는 젖꼭지도 필요 없어. 여자처럼 아기에게 젖을 먹일 필요가 없으니까. 다만 젖꼭지는 인간의 몸을 구성하는 기본 요소야. 그래서 정자와 난자가 만나 수정된 지 몇 주 만에 바로 생기지. 젖가슴은 나중에 여자한테만 생겨. 아기에게 젖을 먹여야 하거든.

남자도 얼마 동안 가슴이 약간 나오기도 해. 사춘기를 겪는 남자 아이들의 가슴에는 작은 멍울이 생길 수도 있어. 이건 성장하면서 남성호르몬만 늘어나는 게 아니라 여성호르몬도 증가하기 때문이지. 아프기도 하고 점점 더 커지기도 하지만 얼마 있으면 저절로 없어지니까 걱정하지 않아도 돼.

생리는 얼마 만에 찾아와요?

사춘기가 되면 여자의 자궁은 아기가 살 수 있는 환경을 만들기 위해 한 달에 한 번 혈관들을 잔뜩 모아서 자궁벽을 두껍게 해. 하지만 정자와 만나지 못하면 혈관들은 아무 쓸모가 없어져. 이 혈관들이 자궁벽에서 떨어져 나가는 것이 바로 '생리'야.

건강한 여자라면 규칙적으로 생리를 해. 대개 25~30일 만에 한 번씩 하지. 이걸 '생리 주기'라고 하는데, 생리가 시작된 날부터 다음 생리가 시작되는 날까지를 말해. 처음에는 생리 주기가 불규칙할 수 있지만, 그것도 지극히 정상적인 현상이야. 주기가 일정하게 자리 잡기까지는 상당히 긴 시간이 걸리기도 해.

생리 첫날부터 대개 3~7일 동안 피가 나오는데, 첫날과 둘째 날에 가장 많이 나와.

생리 때 피를 많이 흘려 죽을 수도 있어요?

아니, 걱정하지 마! 그럴 일은 없어. 네 몸속에는 피가 4리터 이상 있는데, 생리 때 흘리는 피의 양은 찻숟가락으로 4~12개, 양으로 따지면 20~60밀리리터에 지나지 않아. 그중 4분의 3은 대개 생리 첫날과 둘째 날에 나와.

생리 중에 몸이 자꾸 처지고 피곤한 것은 지극히 정상이야. 편안히 휴식을 취하거나 반대로 몸을 활발히 움직이는 것도 그런 상태를 극복하는 데 도움이 돼. 생리통에는 운동과 오락이 좋을 때가 많아.

첫 생리가 시작되면 축하 파티를 열어도 돼. 생리는 새로운 생명을 잉태해서 세상에 내보낼 수 있는 기적 같은 일이 네게도 시작되었다는 것을 알리는 일이거든. 파티가 아니라도 너만의 특별한 일을 계획해도 좋아. 물론 아무것도 하지 않아도 되고. 다만 그날이 네 인생에 특별한 날이라는 것만 기억해 두었으면 좋겠어.

이게다라고요?

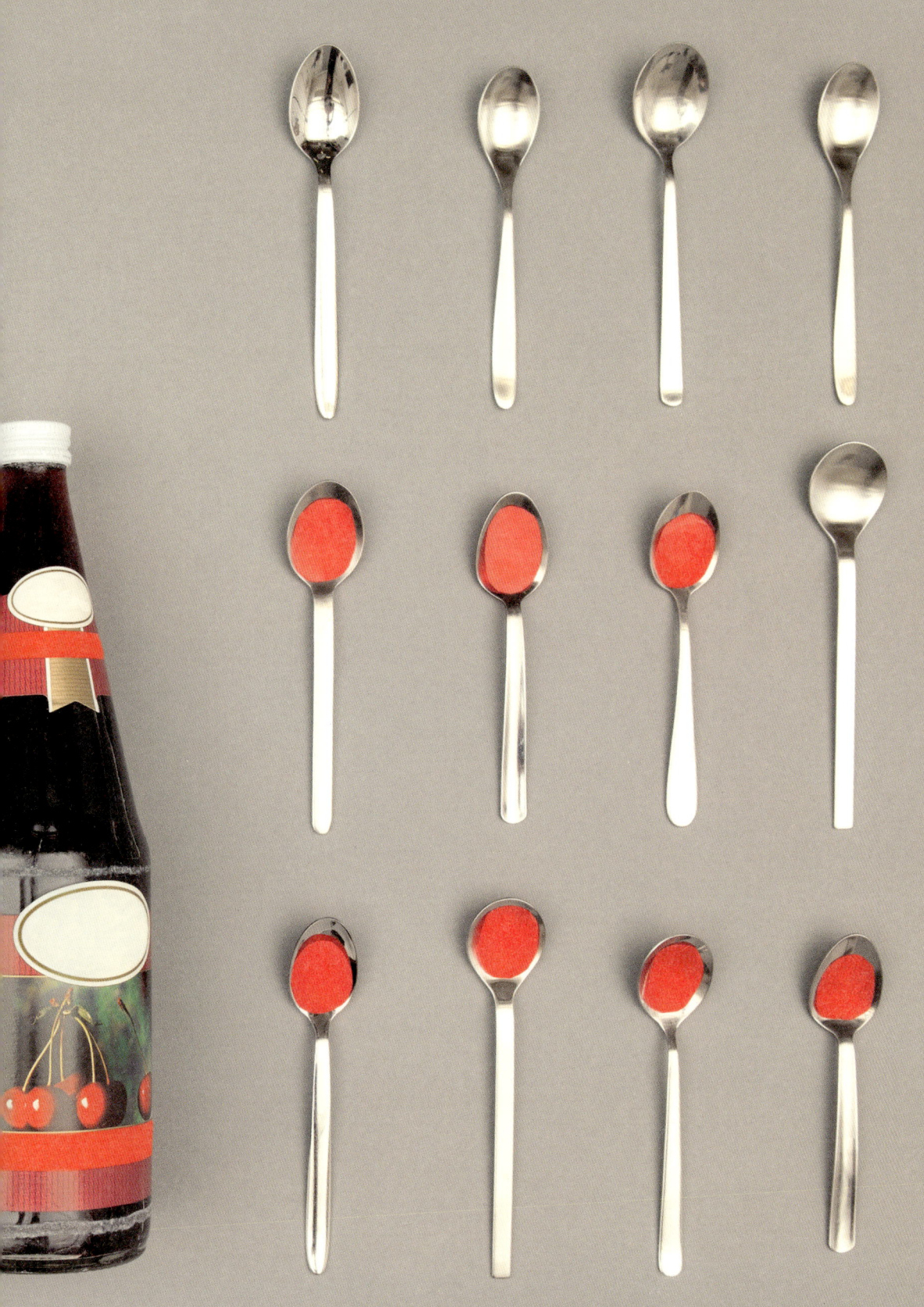

탐폰은 아파요?

<mark>탐폰은 제대로 끼우면 찌르지도 아프지도 않아.</mark> 몸속에 그런 이물질이 있다는 사실조차 느끼지 못할 거야. 생리 첫날이나 마지막 날처럼 질이 건조한 경우에는 탐폰을 넣을 때 약간 마찰이 이는 느낌이 들 거야.

혹시 처녀막이 다치지 않을까 염려할 필요도 없어. 처녀막은 신축성이 좋을 뿐 아니라 질의 입구를 일부만 막고 있거든. 그렇지 않으면 생리 때 피가 어떻게 나오겠니?

탐폰을 사용할 때는 설명서를 꼼꼼히 읽어 보고 가장 작은 크기부터 시험해 봐. 손으로 밀어 넣어도 좋고 첨부된 삽입 도구를 사용해도 좋아. 중요한 건 생리가 있을 때만 탐폰을 사용해야 한다는 거야. 정상적인 분비물만 나올 때는 일반 생리대를 사용해야 해.

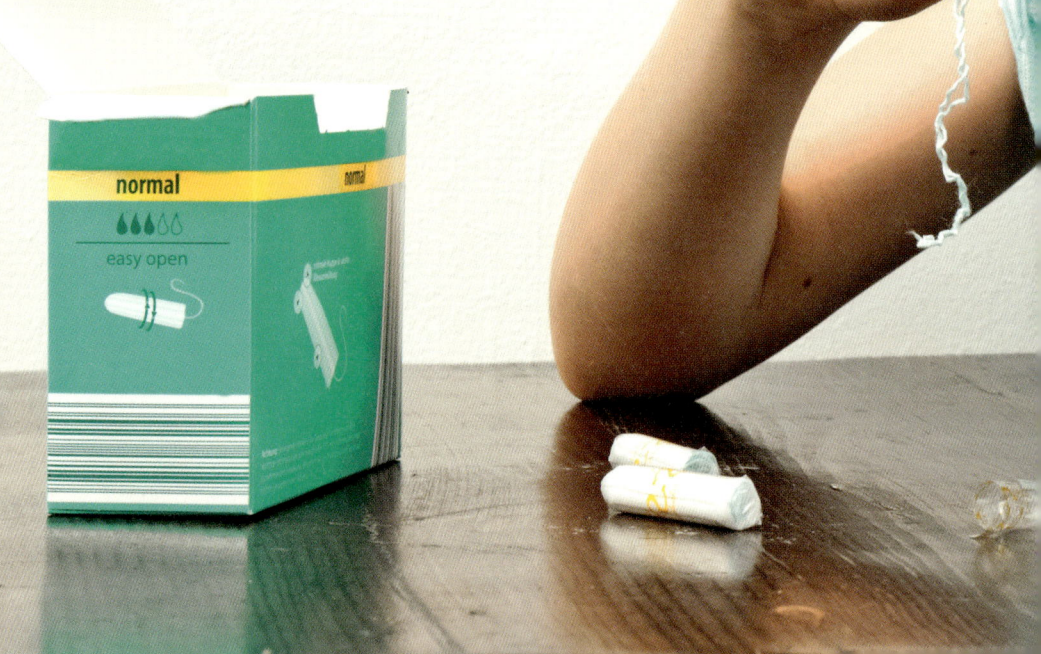

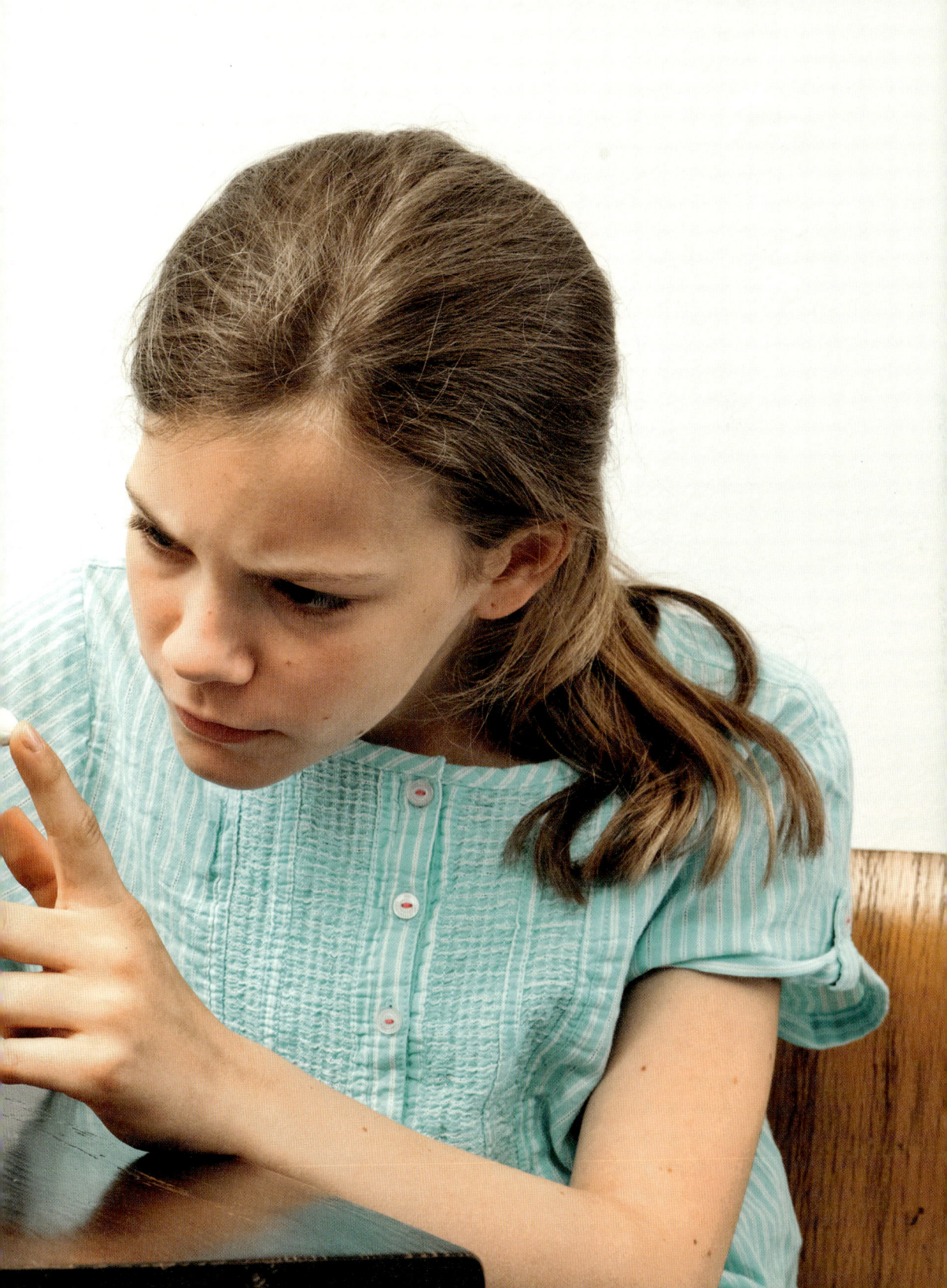

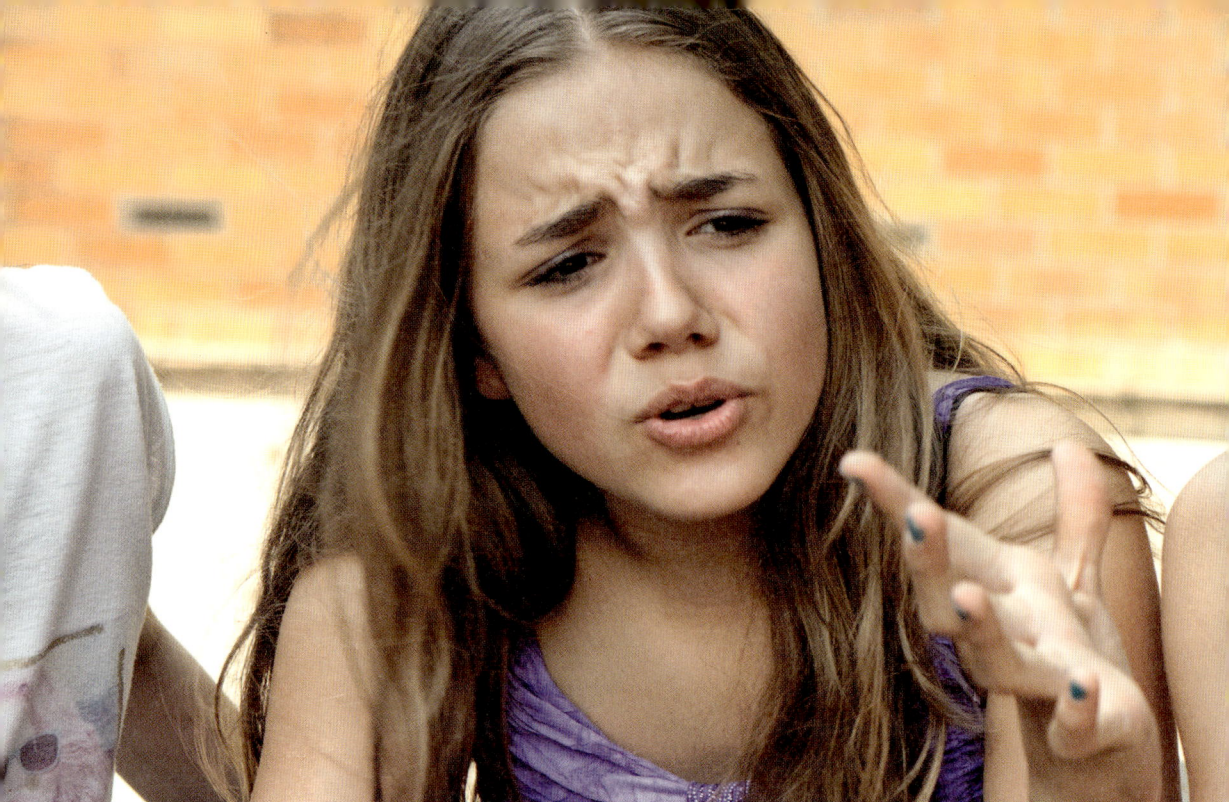

어떤 여자들은 왜 생리하기 전에 까칠해져요?

그러고 싶지 않아도 어쩔 수가 없어. 생리 며칠 전에 분비되는 호르몬 때문에 그런 거거든. 그럴 때면 여자들은 이유 없이 머리가 아프거나 손발이 붓거나 허리가 아파 와. 가슴이 쓰라리고 살짝만 스쳐도 아픈 여자들도 있어. 감정적으로도 변화가 심해져서 그냥 모든 일이 시큰둥해지고, 쉽게 화가 나고, 예민해지지. 이런 증상들을 '생리 전 증후군'이라고 불러.

이런 변화는 주변 사람들도 놀라게 하지만 당사자도 무척 놀라. 하지만 그런 까칠한 행동을 하게 되면 즉시 사과하는 것이 좋아. 아무리 호르몬 변화 때문이

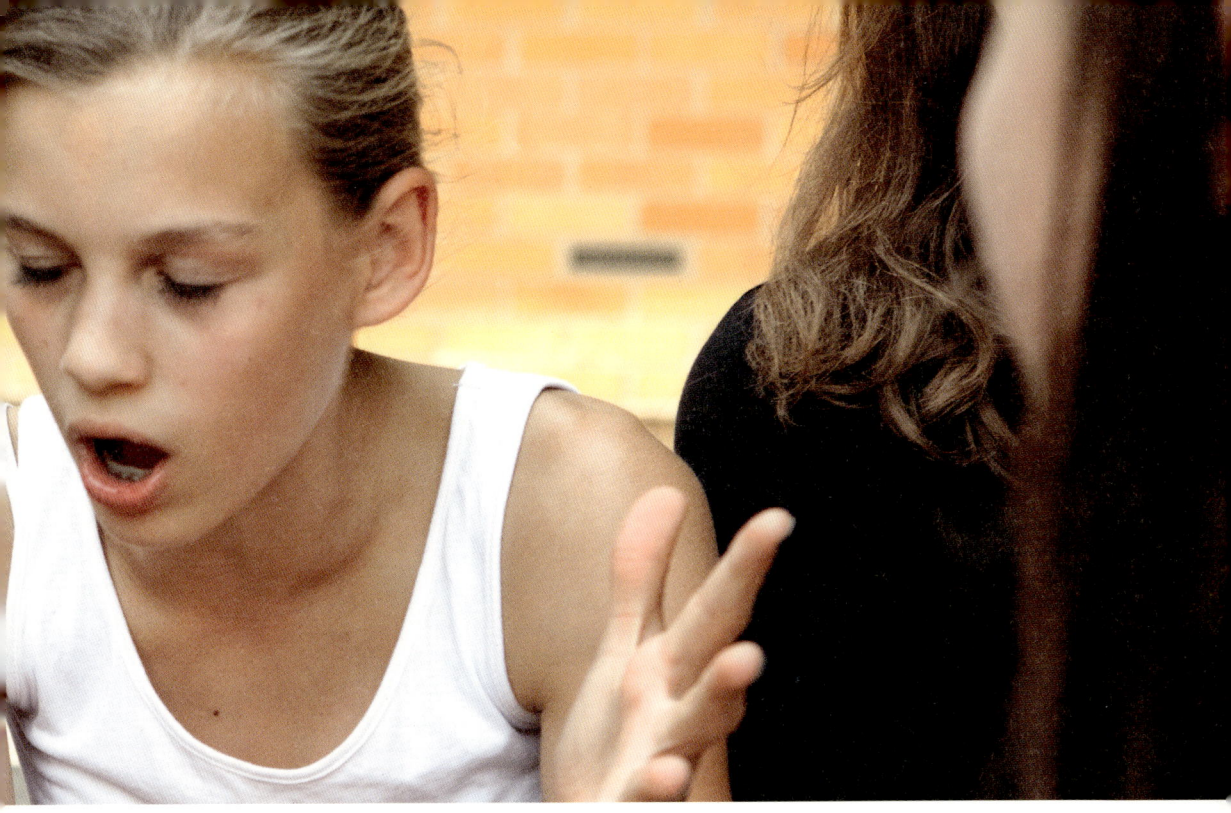

==라고 해도 그게 주위 사람들한테 마음대로 행동해도 된다는 면허증이 될 수는 없거든.==

 이럴 때는 충분한 휴식을 취하고 따뜻한 차를 마시면서 몸과 마음을 가라앉힐 필요가 있어. 자극적인 음식은 피하고 적당한 운동을 하는 것도 생리 전 증후군을 가라앉히는 데 도움이 돼.

 증상이 너무 심하다면 부모님과 함께 산부인과에 가서 처방을 받고 약을 먹는 것도 좋아.

음경은 얼마큼 길어야 정상이에요?

남자의 음경은 변신의 천재야. 상대적으로 작은 음경도 흥분하면 우람하게 커질 수 있거든. 반면에 평소에도 상당히 큰 음경은 딱딱해져도 더 이상 별로 커지지 않을 때가 많아. 너는 어느 쪽이니? 길이에 관해 말하자면 그냥 평균 정도가 좋겠지? 남자들의 평균 음경 길이는 11~17센티미터야. 흥분했을 때 말이야.

음경은 사춘기가 시작되면 자라기 시작해서 대개 사춘기가 끝나면 그만 자라. 남성호르몬 테스토스테론이 만들어지는 곳인 고환도 그때 함께 자라고.

음경이 남들보다 길거나 굵거나 크거나 작거나 곧거나 휜 것은 모두 유전자 때문이야. 사람은 생긴 것만큼이나 신체 부위도 각각 다르거든. 생각해 봐! 모두 똑같이 생기고, 똑같은 것을 달고 다니면 얼마나 지루하겠니? 사랑을 나눌 때도 음경의 길이나 굵기는 별로 중요하지 않아. 그러니 그것 때문에 고민할 필요는 전혀 없어.

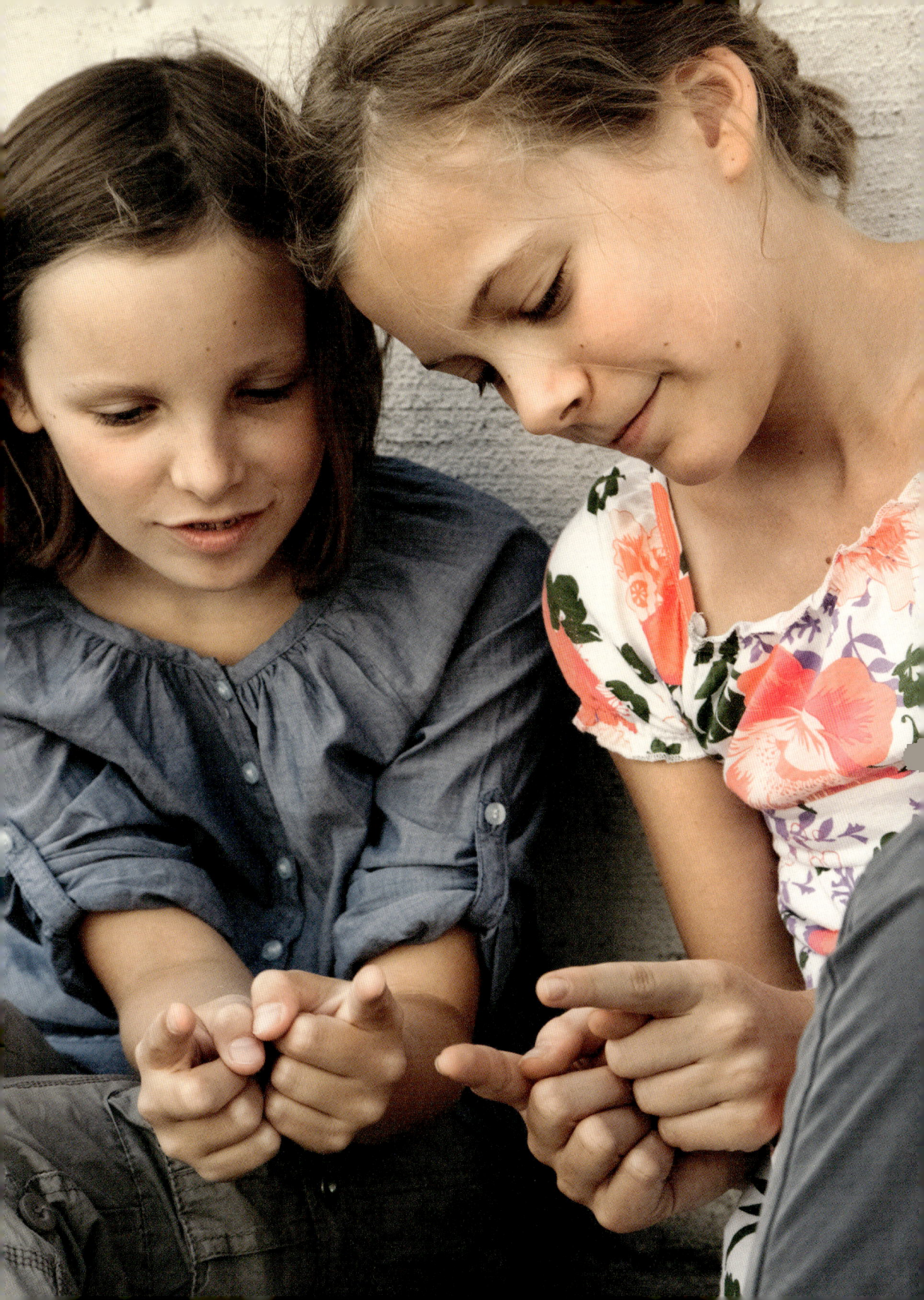

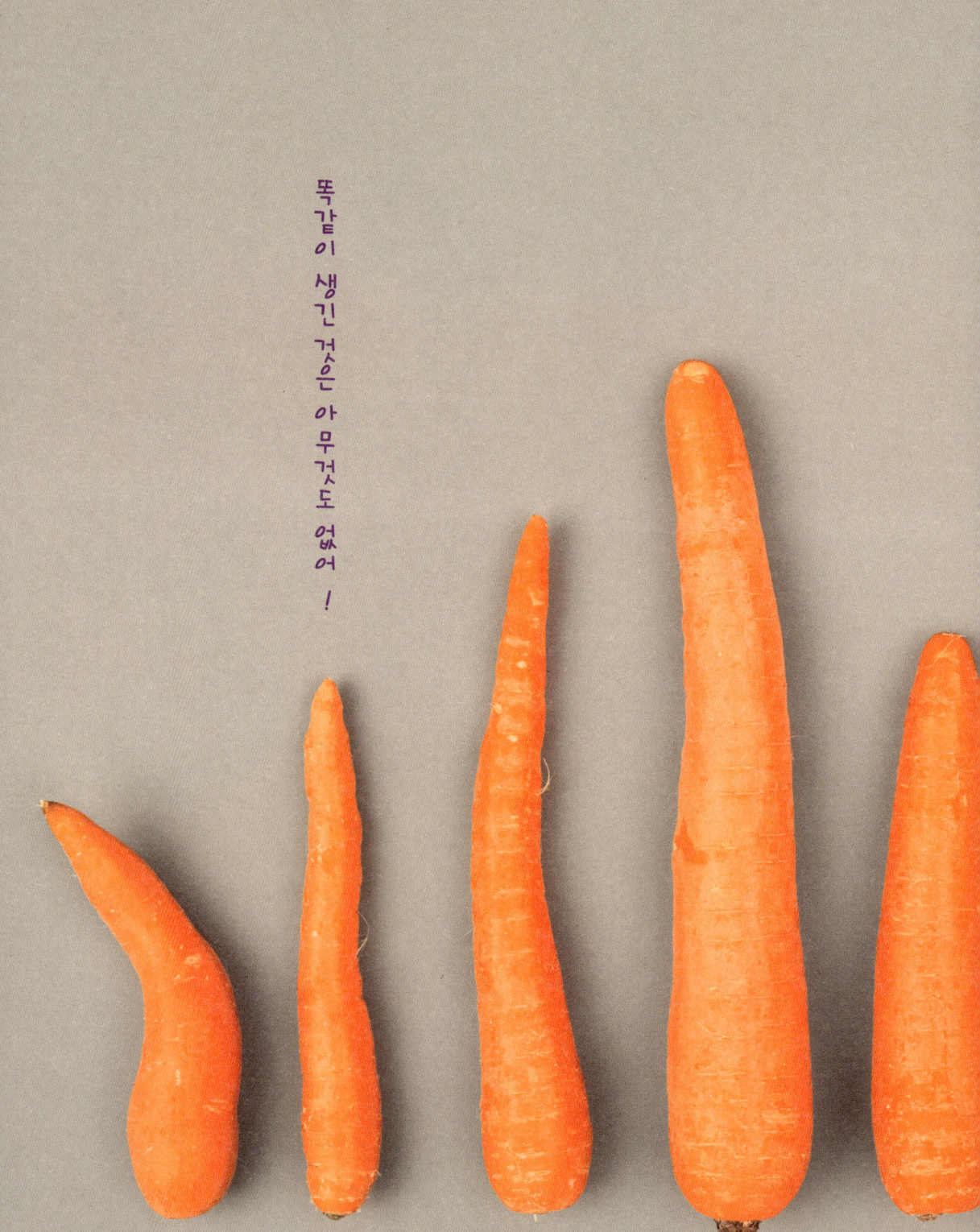

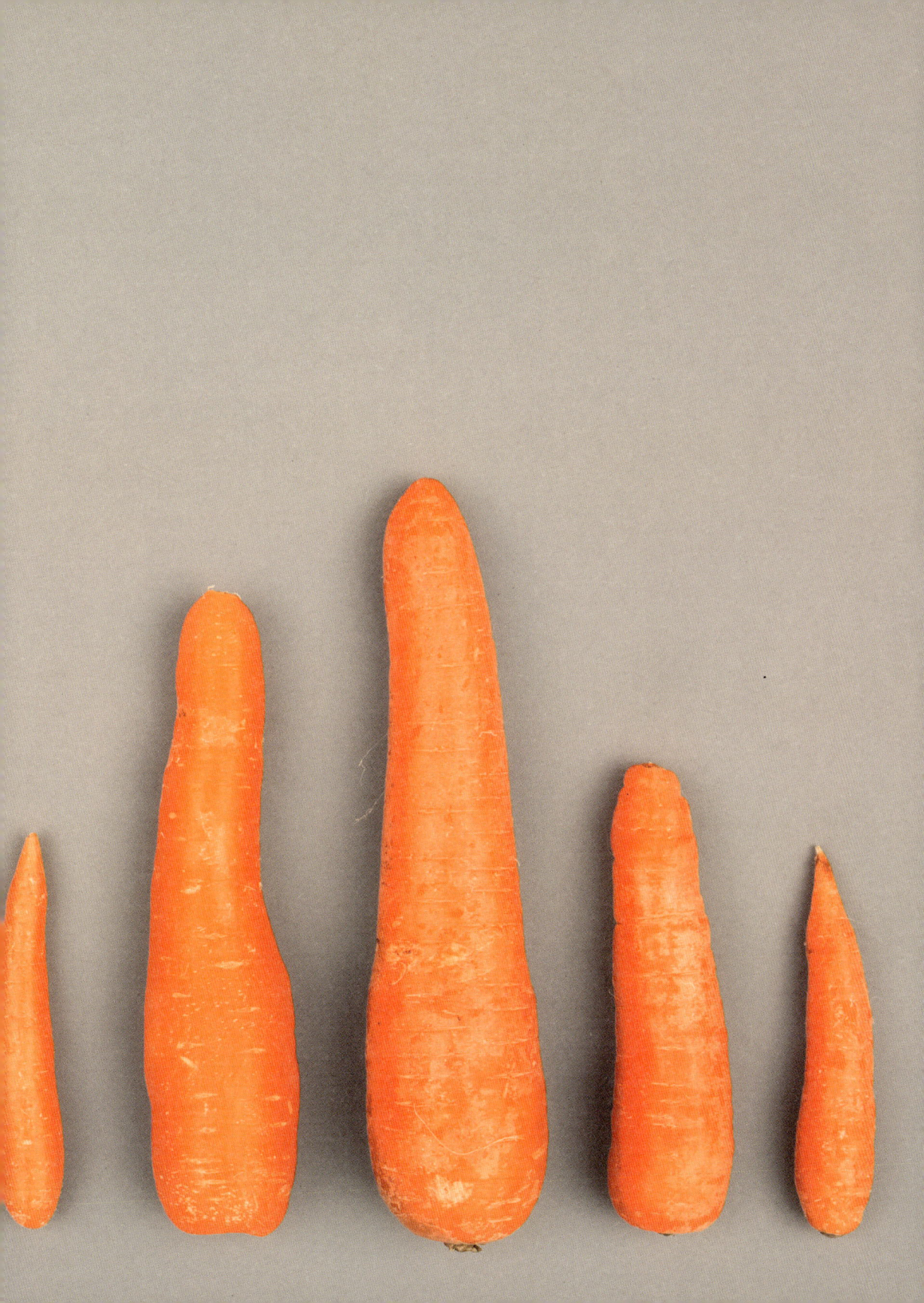

정액은 몇 살부터 나와요?

대체로 열한 살에서 열다섯 살 사이에 처음 사정을 하게 되는데, 그전에 고환에서 테스토스테론이 충분히 만들어져야 해. <mark>남자애들은 자면서 처음 사정을 할 때가 많아.</mark> 아침에 일어났는데 속옷에 무엇인가 끈적거리는 것이 묻어 있으면 간밤에 멋진 꿈을 꾸어서 그런 거야. 그걸 '몽정'이라고 해. 자위를 했는데 아직 정액이 나오지 않아도 걱정하지 마. 때가 되면 나올 테니까.

남자애들은 왜 포경수술을 해요?

음경의 앞부분인 귀두를 싸고 있는 살갗을 '포피'라고 해. 귀두의 살갗은 아주 예민한데, 포피가 그런 귀두에 너무 꽉 달라붙어 있으면 음경이 흥분해도 벗겨지지 않아. 그럴 때 포피를 억지로 내리면 따끔거리거나 살갗이 찢어질 수 있어. <mark>포피는 대개 사춘기 무렵에 자연스레 벗겨져.</mark> 스무 살이 넘어도 벗겨지지 않으면 음경 끝부분을 덮은 포피만 간단한 수술로 조금 잘라내. 그게 포경수술이야. 우리나라에서는 음경의 위생 관리를 위해 포경수술을 하는 경우가 많아. 포피에는 더러운 물질이 끼거나 염증이 생길 수도 있거든.

유대교나 이슬람교를 믿는 나라에서는 종교적 이유로 아주 어린 나이에 수술을 하기도 해.

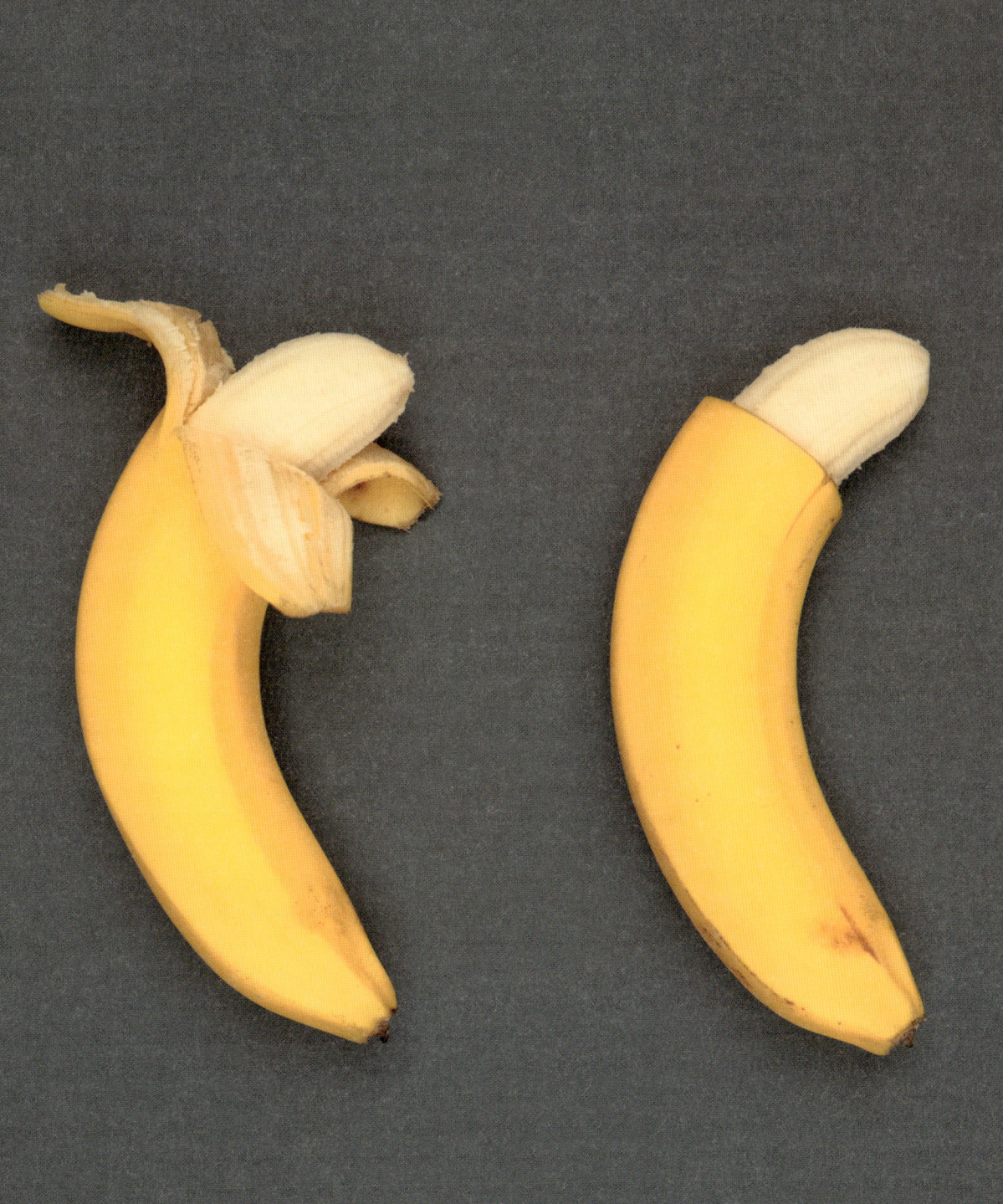

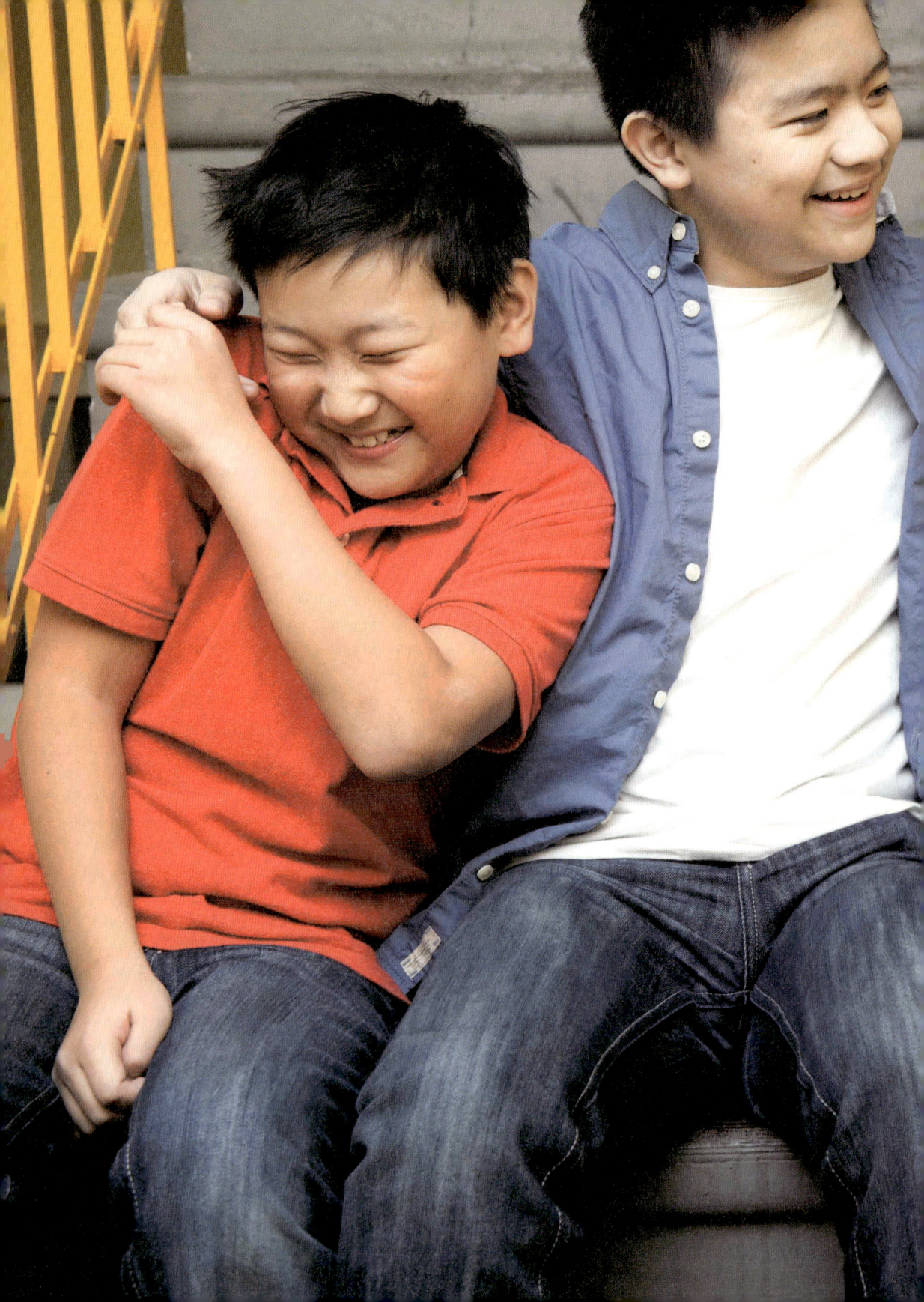

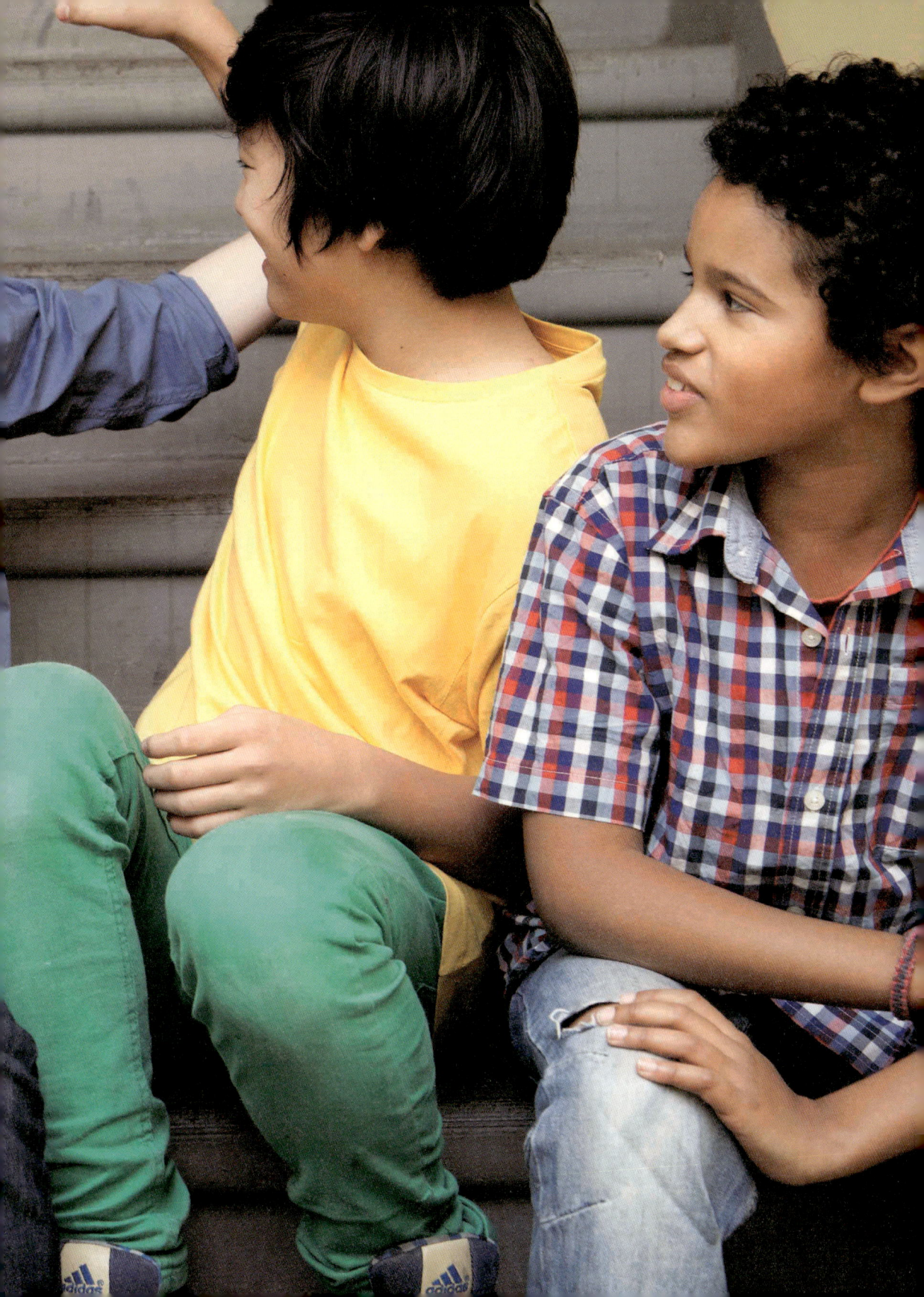

정액은 무엇으로 이루어져 있어요?

정액은 과당과 윤활유로 구성되어 있어. 정자가 차지하는 비율은 아주 낮지. ==정자는 우리의 유전자, 즉 DNA를 품고 매우 빠르게 난자를 향해 움직여 가는 생식세포야.== 과당은 정자들이 힘차게 움직일 수 있도록 영양분을 공급하는 역할을 해. 희고 탁한 윤활유는 정자가 자유롭고 유연하게 움직일 수 있도록 해 주지.

건강한 남자의 정액 속에는 1밀리리터 당 약 2천만~1억 5천만 마리의 정자가 움직여. 한 번 사정할 때 정액의 양이 2~6밀리리터이니까 정자는 9억 마리까지 있는 셈이야. 사춘기 초기에는 정자 수가 그보다 적어. 집에 혹시 현미경이 있으면 재미 삼아 정액을 관찰해 봐. 올챙이 비슷한 것들이 빠르게 버둥거리는 것이 보일 테니까.

아마 거대한 고래들이 인간의 정액 양을 보면 피식피식 비웃을지도 몰라. 남방참고래 수컷은 고환의 무게만 500킬로그램에 이르는데, 거기서 만들어지는 정액의 양도 무려 20리터나 돼.

정액은 우윳빛이나 투명한 빛을 띠기도 하고, 끈적거리는 점성도 그때그때 달라. 자주 사정하면 양도 적고 색깔도 옅어지는데, 정자 수가 적어서 그래.

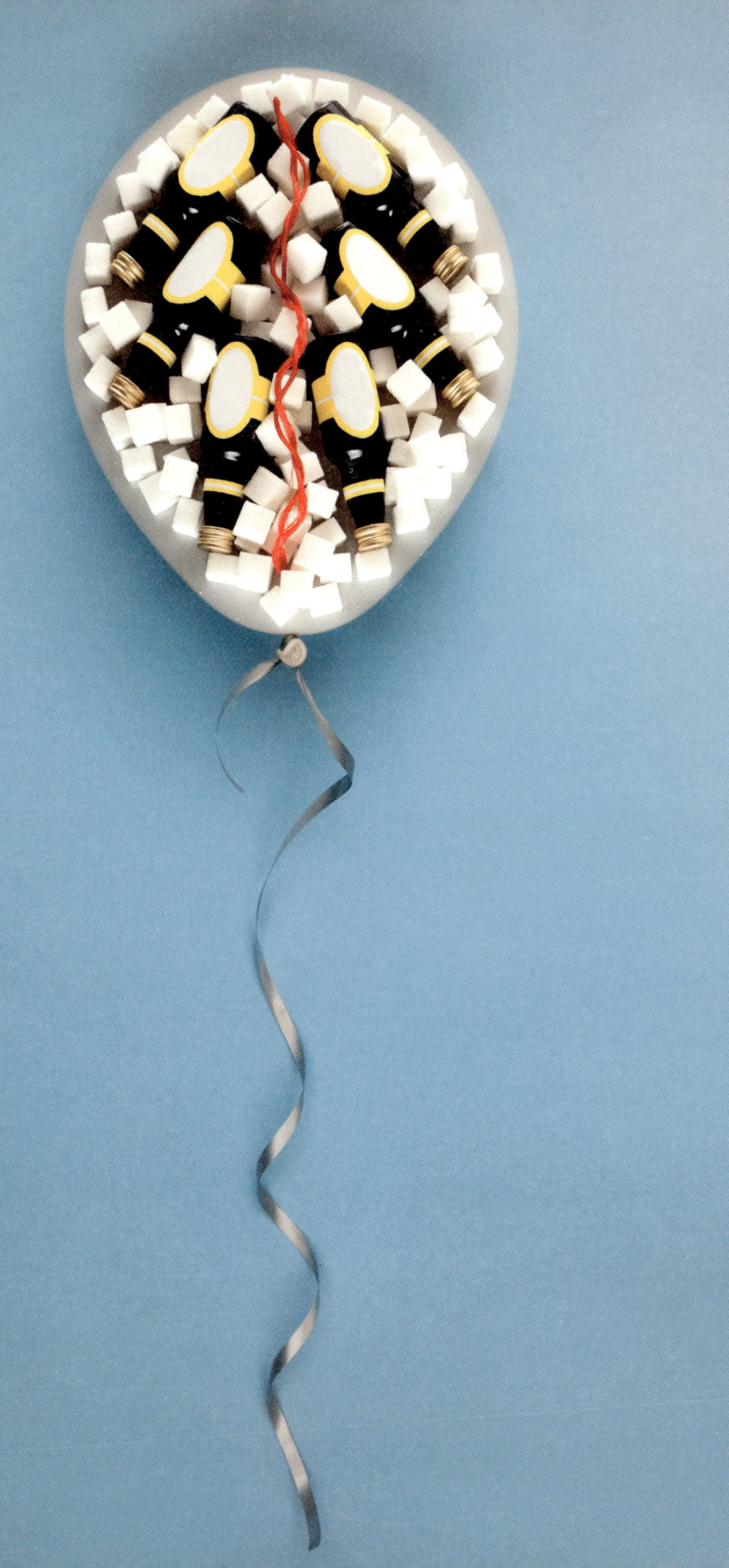

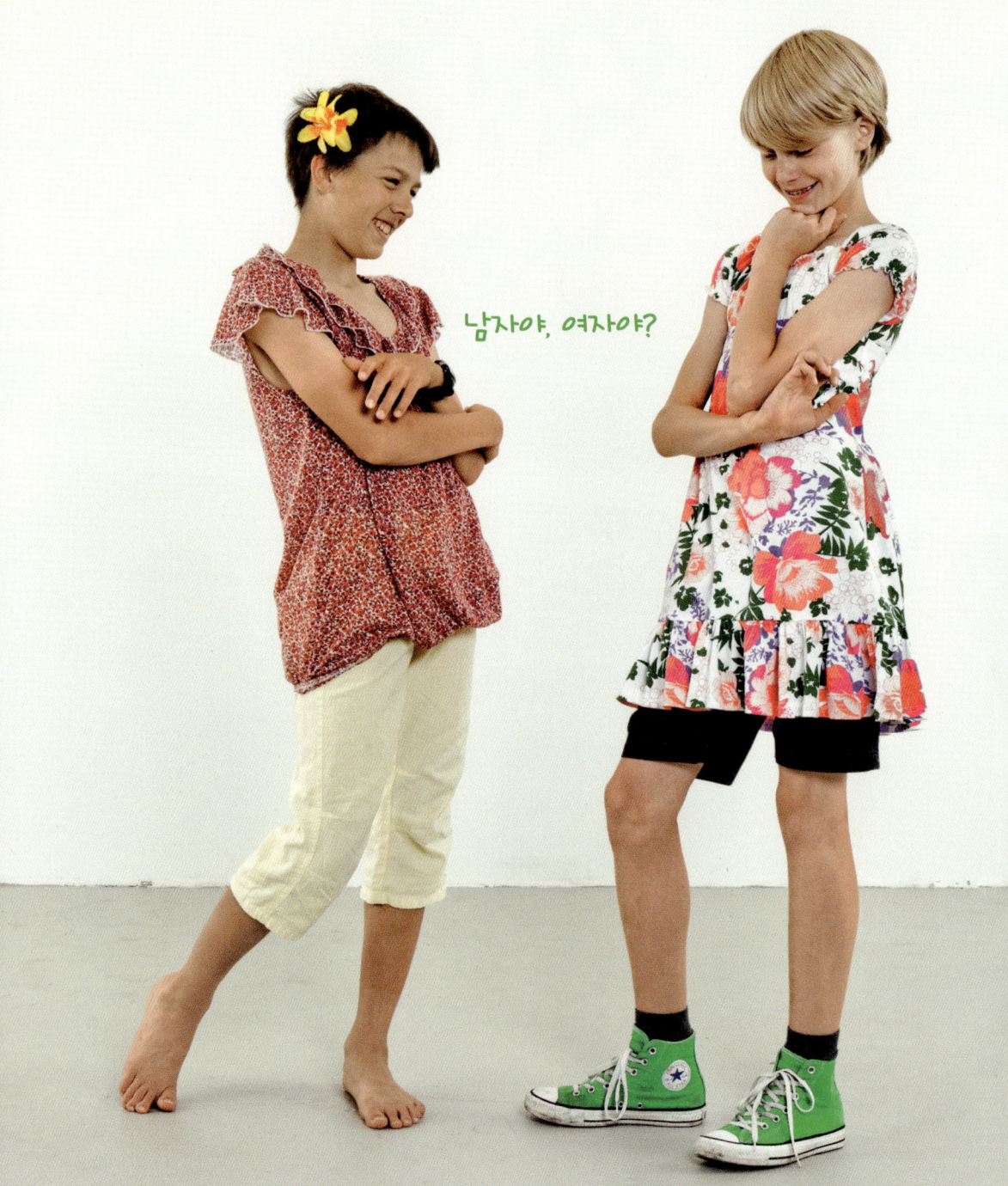

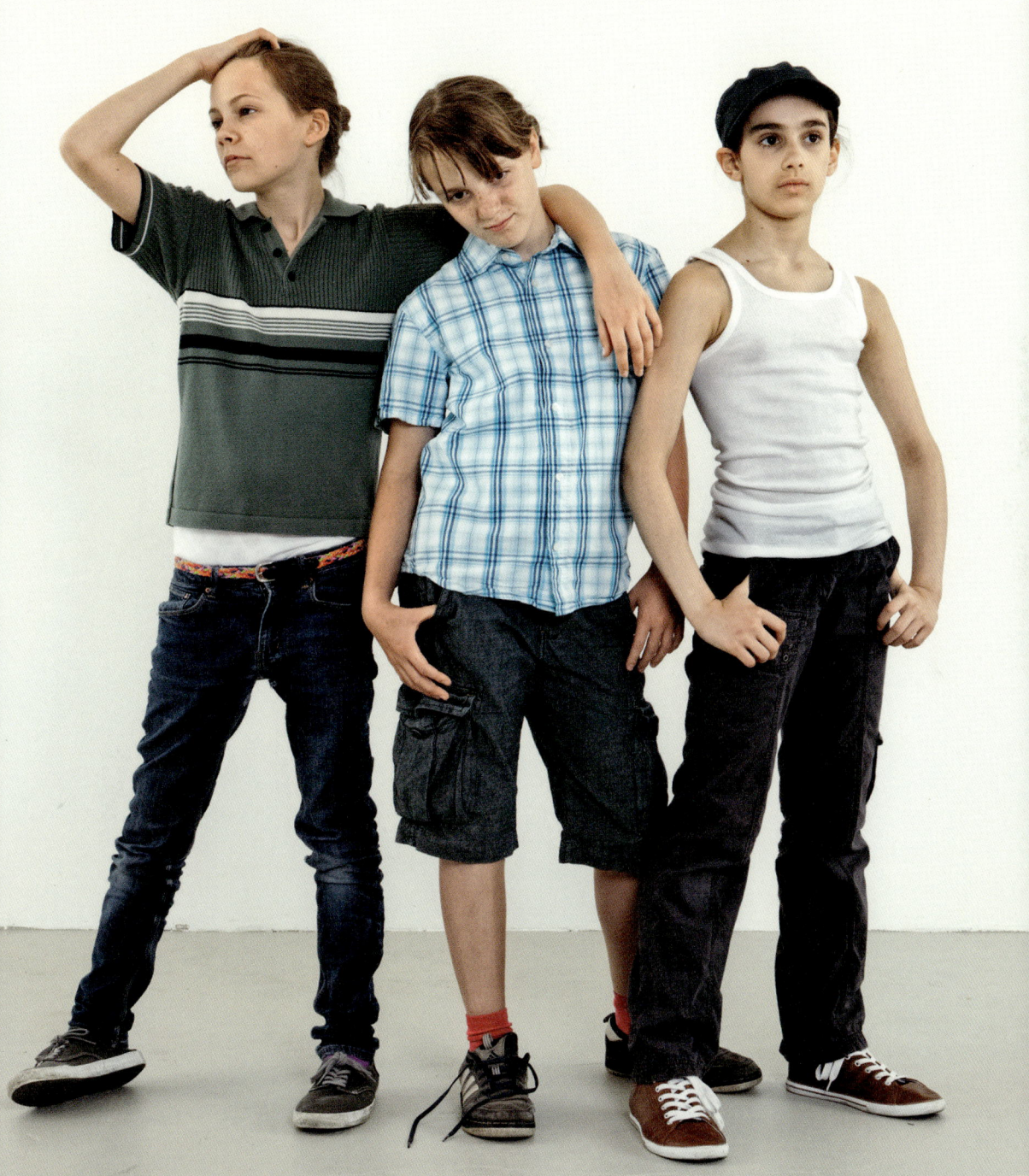

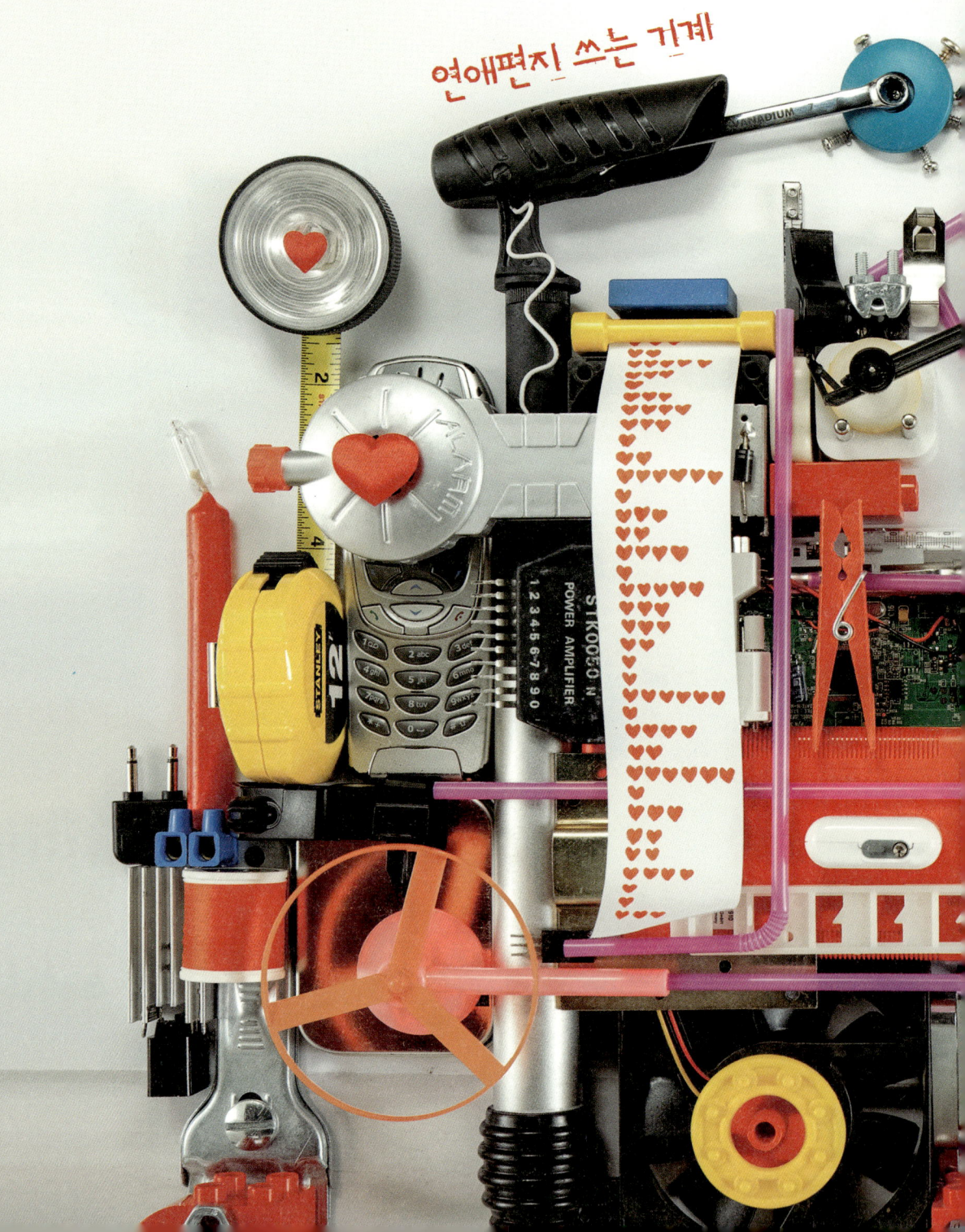

사랑과 고백

얼굴이 빨개졌다 파래지고,
가슴이 뜨거워졌다 차가워져요.
내 마음이 왜 이래요?

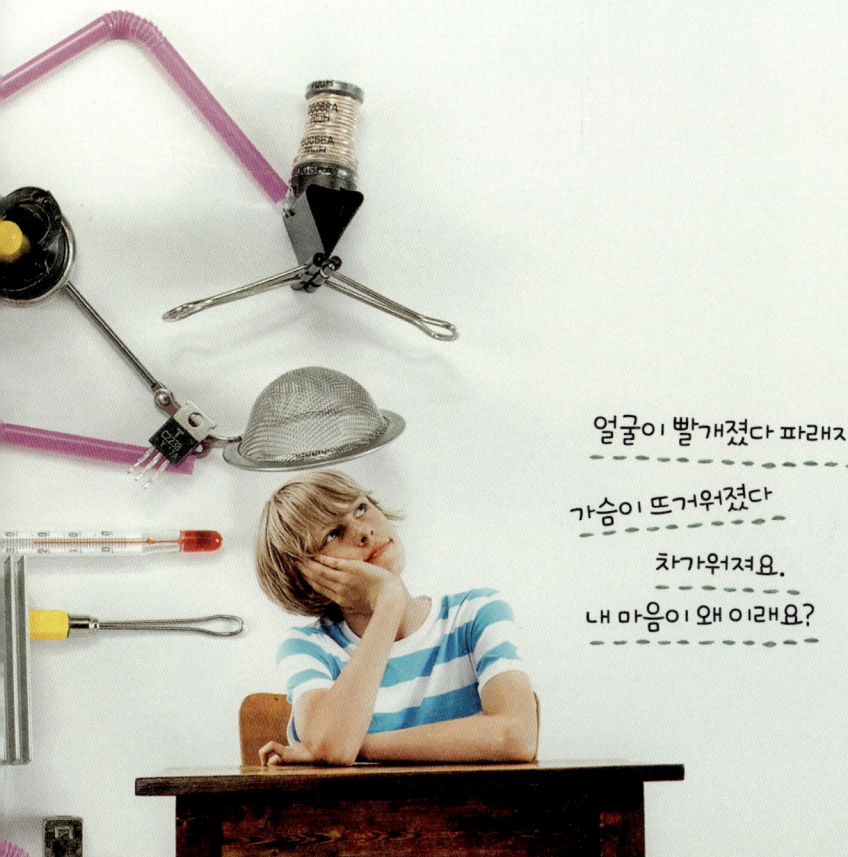

고백할 땐 어떻게 해야 해요?

일단 곰곰이 생각해 봐. 그 아이의 무엇에 그렇게 끌리는지, 그 아이에게 반한 이유가 무엇인지, 무엇이 너를 그렇게 행복하게 하는지, 그 아이의 어떤 점이 그렇게 멋져 보이는지, 그 아이와 함께 있으면 기분이 어떤지. 어쩌면 너를 사로잡은 건 그 아이의 눈일 수도 있고, 미소일 수도 있고, 너희가 함께 나눈 경험일 수도 있어.

그 아이에게 네 마음을 어떻게 전하는 것이 가장 좋겠냐고? 섣불리 말했다가 네 마음을 받아 주지 않을까 봐 겁이 난다고? 그러면 ==먼저 편지를 써 봐.== 그냥 머릿속에 떠오르는 대로 써. 그래야 ==솔직한 마음을 털어놓을 수 있어.== 이건 아주 중요한 부분이야. 편지에서는 상대가 너에 대해 뭔가 새로운 면을 발견할 수 있어야 하거든. 너를 좋아해 달라고, 너의 마음을 알아달라고 요구를 해서는 안 돼! 요구는 상대방을 불편하게 할 수 있어. 인터넷에서 남이 써 놓은 연애편지를 찾아서 베끼지도 마! 그런 글은 금방 티가 날 뿐 아니라 너희 둘과는 아무 상관없는 내용이야. 휴대전화 문자로 메시지를 보내는 것도 좋은 방법이야. '네 생각이 나!', '너를 좋아해.' 같은 문자를 받으면 하루 종일 기분이 좋지 않을까?

진짜 나한테 딱 맞는 여자 친구는 어떻게 찾아요?

'진짜 나한테 딱 맞는 여자 친구'라고? 그게 어떤 사람인지 너는 아니? 재미있고, 다정다감하고, 말이 통하고, 운동을 좋아하고, 거기다 얼굴까지 예쁜 여자 친구를 원하니? ==네 머릿속에 그림을 그려놓고 그와 똑같은 친구를 찾아다니는 건 말도 안 돼.== 좋아하는 마음은 아무 조건 없이 그냥 생기는 거야. 엄마 아빠에게 물어 봐. 원래 서로의 이상형이었는지. 그래서 사랑에 빠지고 결혼을 한 건지. 대부분 아닐걸? 원래 그전에 꿈꾸던 사람과 맞지 않는 경우가 더 많아.

눈을 크게 뜨고 주위를 둘러봐. 학교로 가는 길이 같은 친구도 있고, 오래전부터 알고 지내던 친구도 있고, 너와 취미가 같거나 완전히 다른 친구도 있을 거야. 마음에 드는 친구가 있으면 용기를 내 봐. 네 마음을 살짝 보여 줘. 말도 걸고, 아이스크림을 건네기도 해 봐. 그럴 경우 앞으로 둘 사이가 어떻게 될지는 대개 몇 초 뒤에 바로 알 수 있어.

자기하고 정말 잘 맞는 사람인지는 한동안 겪어 봐야 알 수 있을 때가 많아. 지금 마음에 든다고 너무 일찍 모든 것을 함께하는 건 좋지 않아. 그게 잘못된 선택이라는 게 나중에 드러난다면 기분이 꺼림칙하지 않을까?

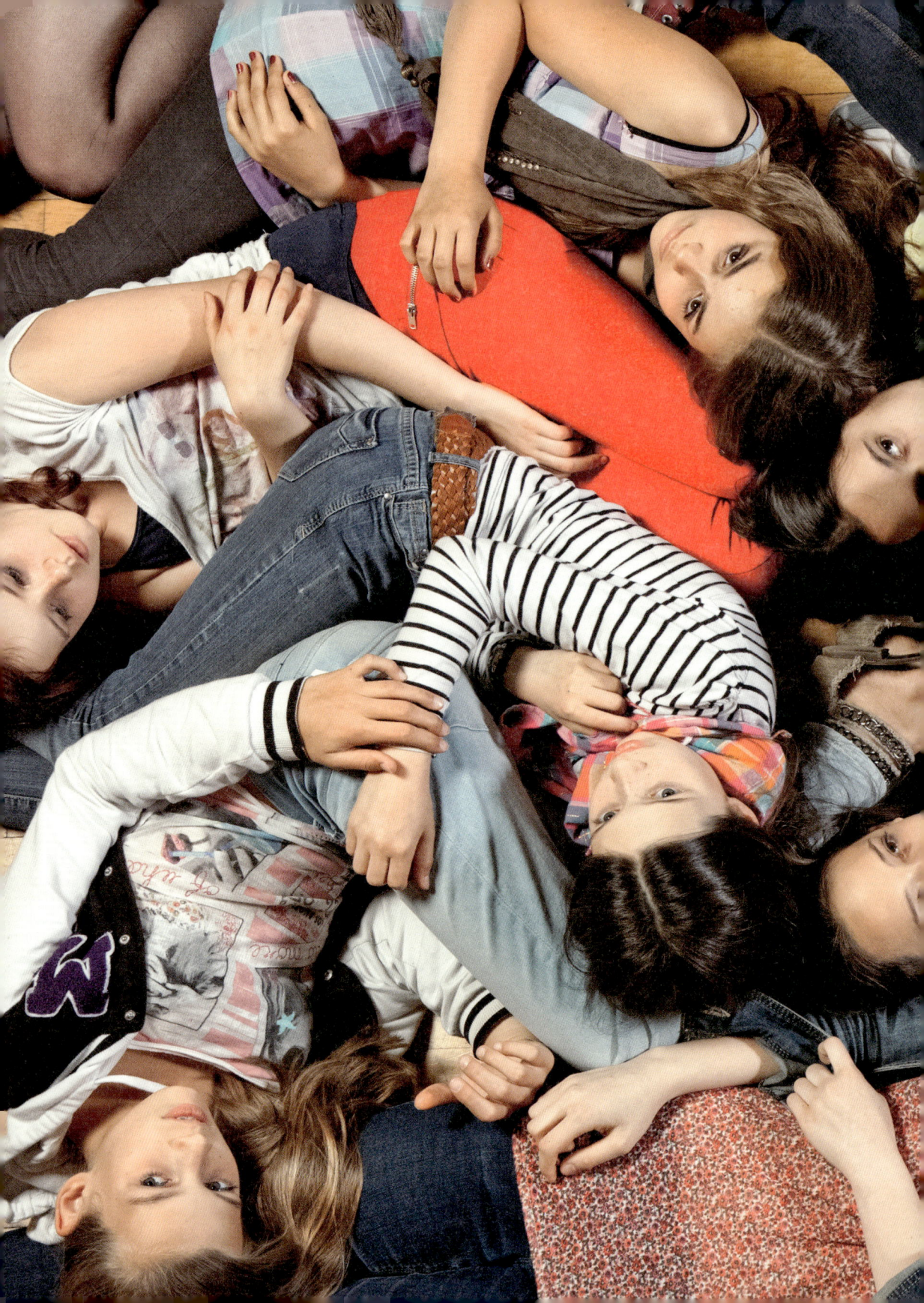

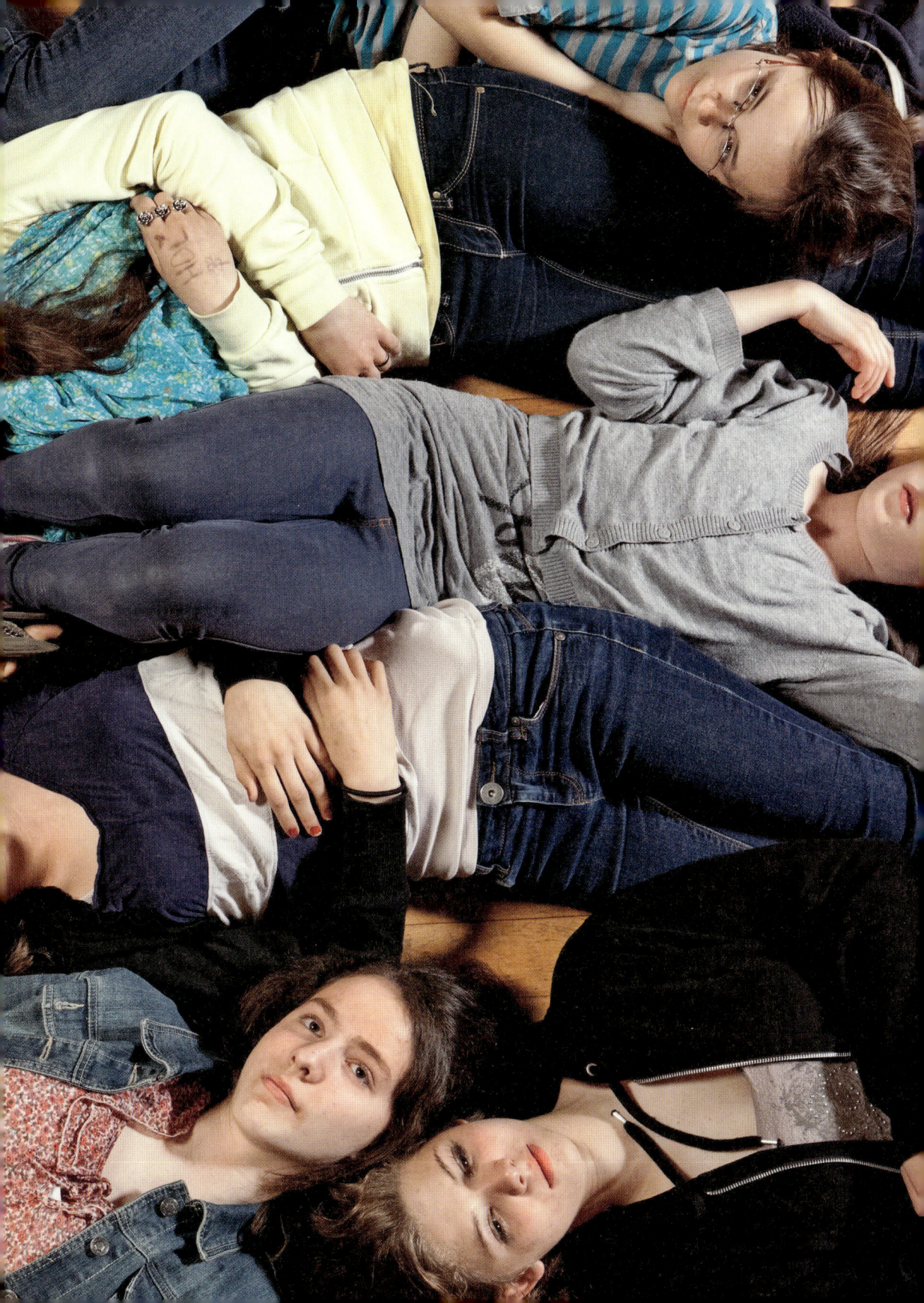

남자들은 좋아하는 여자가 있으면 이상해져요?

사랑에 빠지면 남자나 여자나 난생 처음 묘하고 들뜬 기분을 느껴. 그런데 이런 경우 대개 남자들이 훨씬 불안해 해. 좋아하는 여자한테 응답을 받지 못할까 두렵기도 하고, 그런 마음을 아는 다른 친구들한테 놀림을 당할까 두렵기도 해서 그래.

어떻게 행동해야 할지 모를수록 점점 이상한 행동을 하는 게 남자야. 바보 같은 소리를 계속 떠들어 대기도 하고, 터무니없이 허풍을 떨기도 하고, 난데없이 사람을 무시하기도 해. 이유 없이 까칠하게 굴어서 남에게 상처를 주고. 진짜 마음과는 다르게 말이야.

이런 까칠하고 이상하게 행동하는 남자에게 끌리는 여자들도 있지만, 대부분의 여자들은 솔직하게 자기 마음을 털어놓고 상대방의 감정을 이해해 주는 남자를 좋아해.

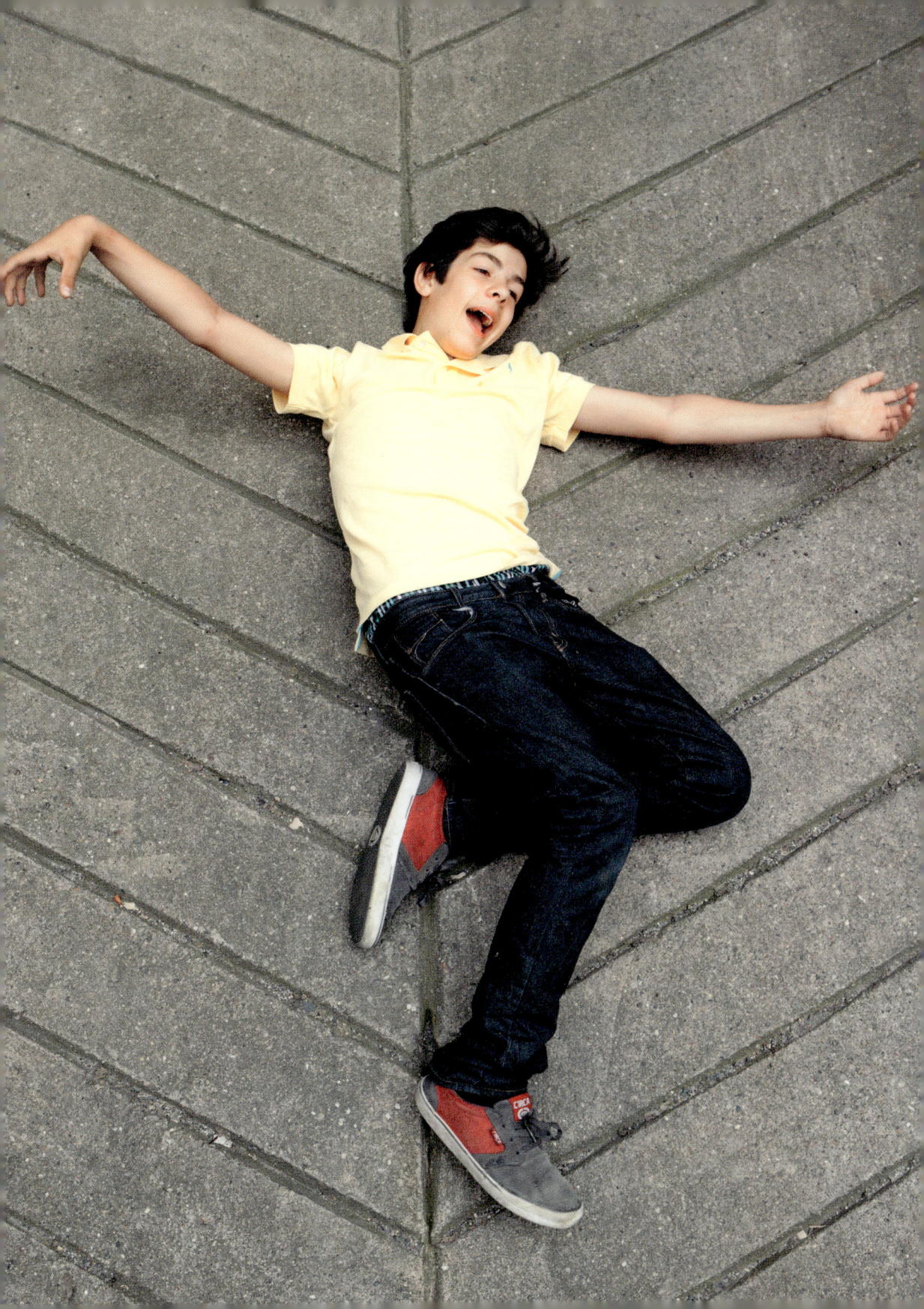

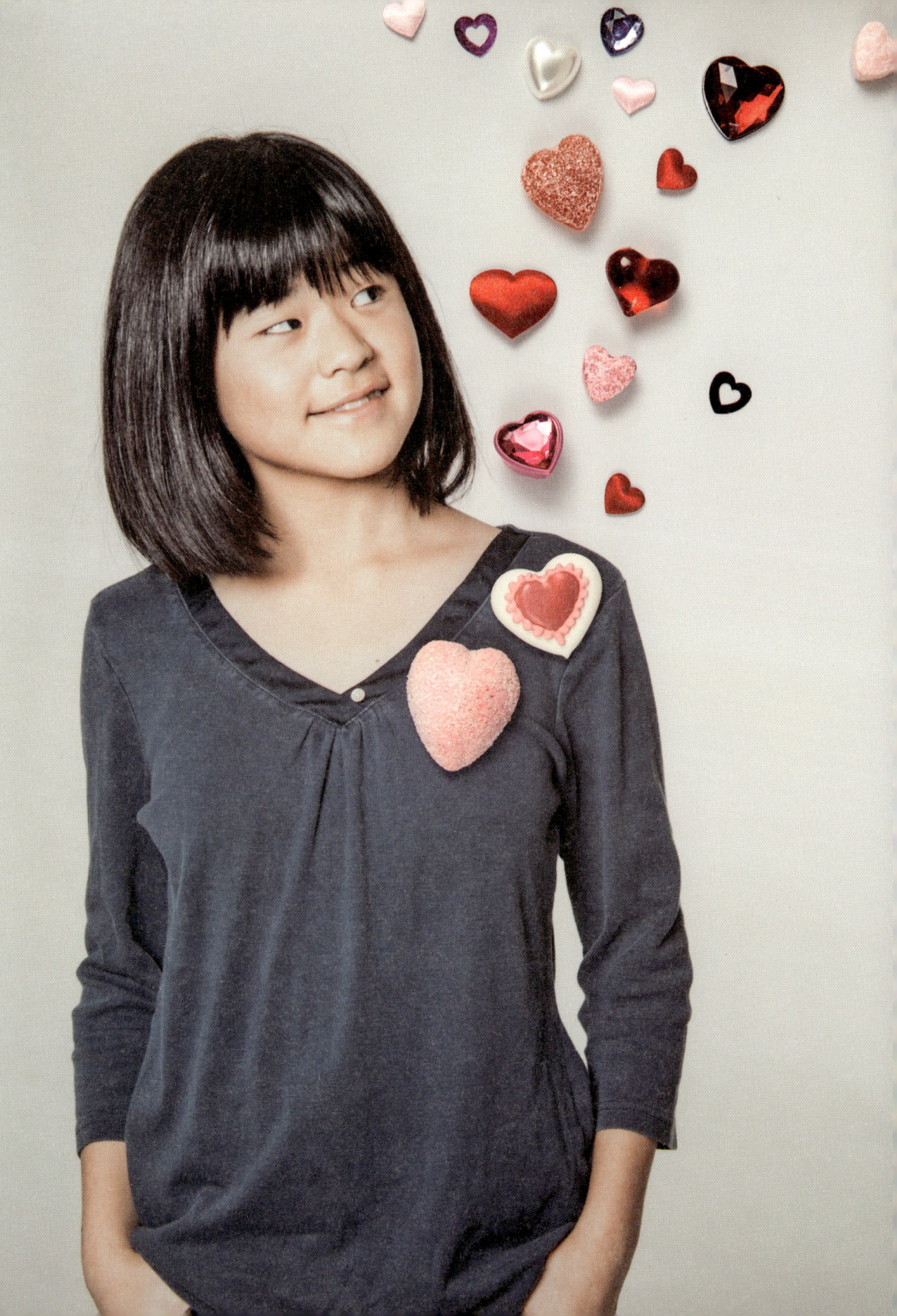

사랑이 뭐예요?

밤낮 없이 상대방을 생각하고, 초 단위로 문자메시지를 보내고, 무엇이든 둘이 함께 하고 싶은 것이 사랑일 거야. 배 속이 이상하게 근질거리고, 가슴이 두근거리고, 숨이 가빠 오고, 상대방에게 잘 보이려고 한 행동이 오히려 웃음거리가 되지 않을까 두렵다면 그건 사랑에 빠진 게 분명해. 사랑에 빠지는 건 정말 멋지고 짜릿한 일이지! 사랑의 호르몬이 너의 눈에 걸쳐 준 분홍빛 안경 덕분이야.

누군가에게 반하면 정신이 몽롱해져. 사랑으로 이르는 첫걸음이라고 할 수 있어. 하지만 누군가에 반한다고 모두 사랑이 되지는 않아. 자신이 착각했다는 걸 빨리 깨닫는 일도 많거든. ==상대의 결점까지 알고 심지어 가끔 싸우면서도 무조건 상대방과 영원히 같이 있고 싶다는 감정이 계속 커져 나갈 때 비로소 사랑이라고 할 수 있어.==

섹스를 원할 때 많은 사람들이 "우리 사랑하자!" 하고 말하는 이유도 거기에 있어. 섹스는 사랑의 표현이거든. 물론 섹스 없는 사랑도 있어. 가령 친구들 간의 순수한 정신적 사랑인 플라토닉 러브가 그렇고, 부모와 자식 간의 사랑이 그래.

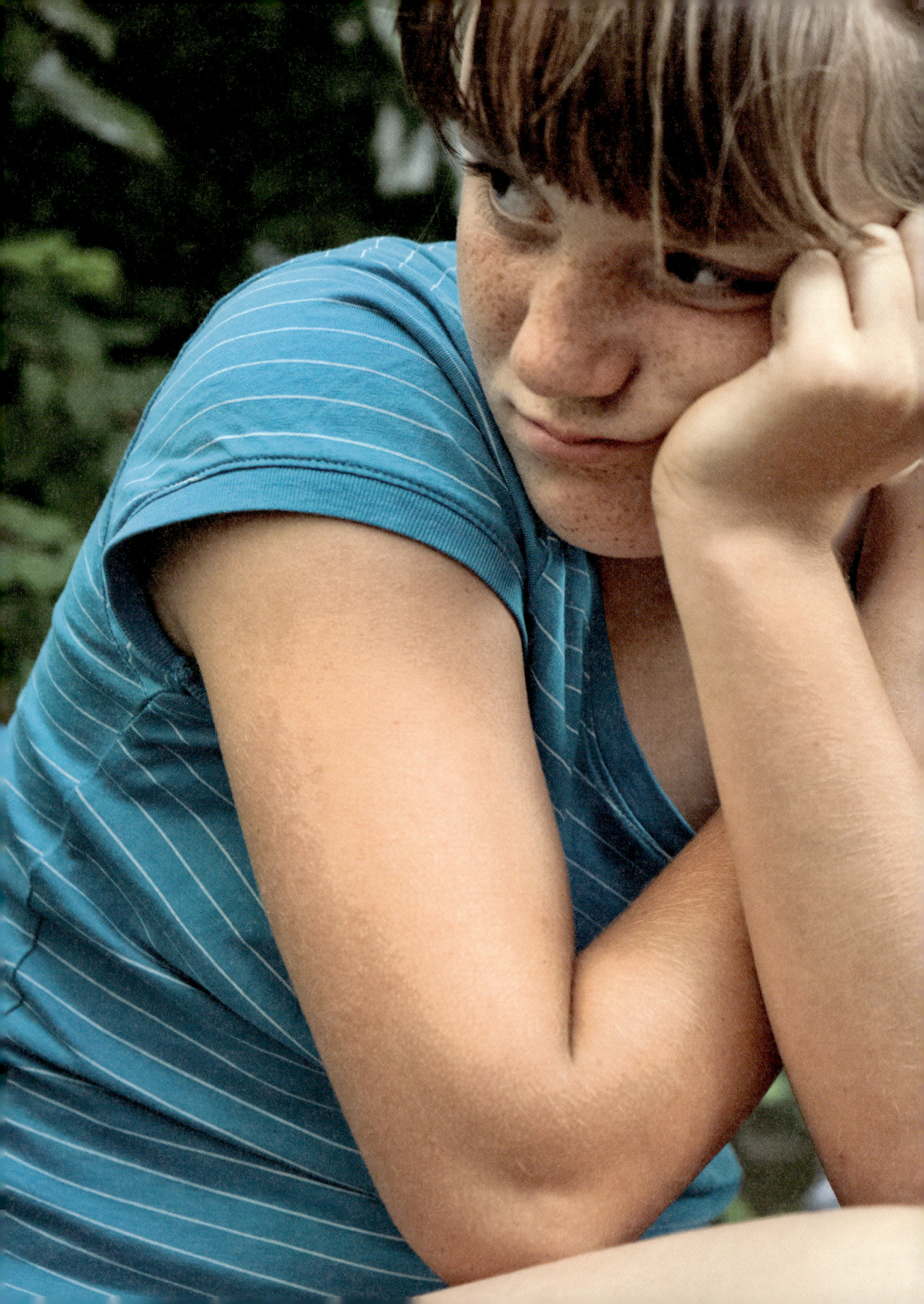

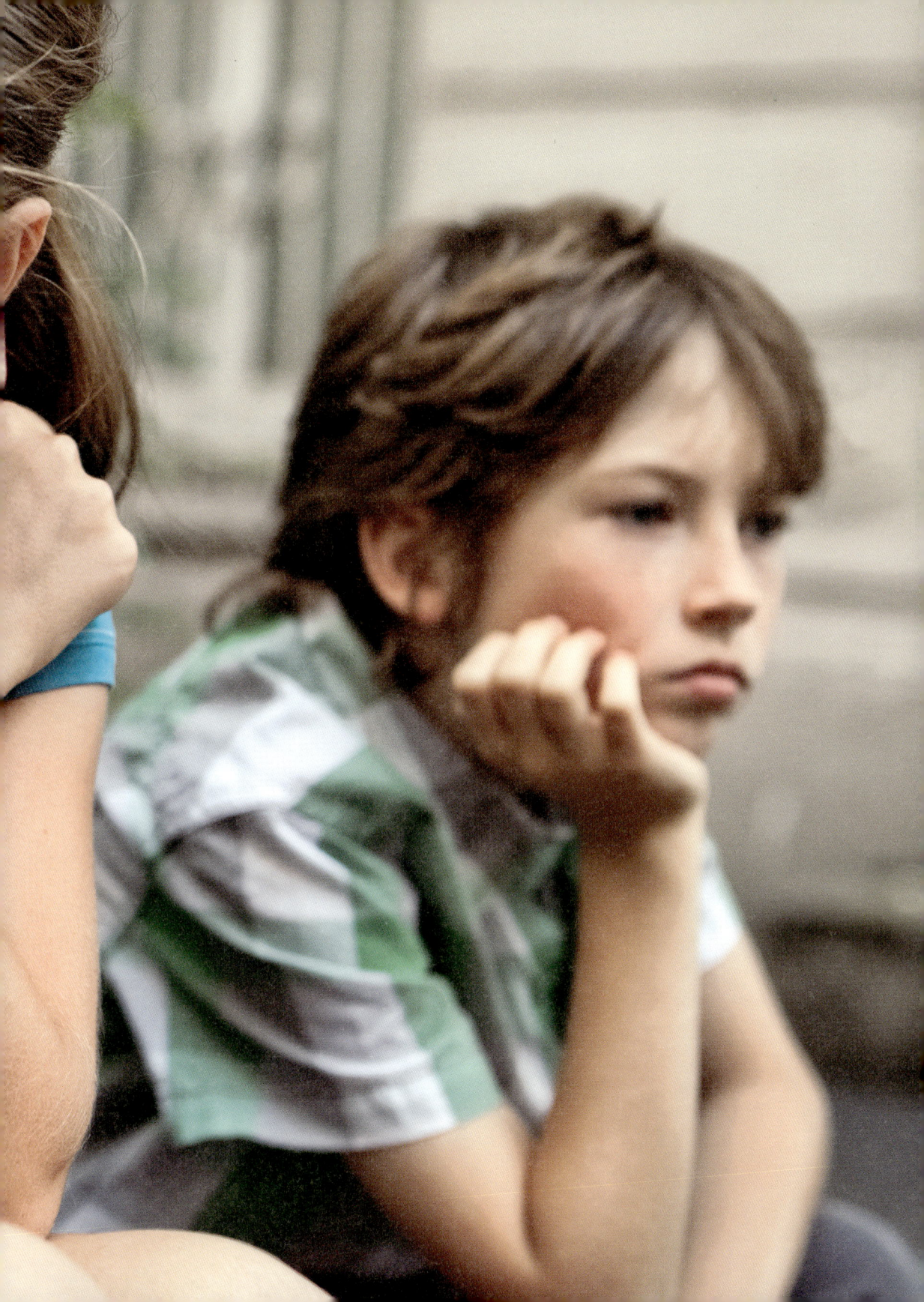

좋아하지 않는 여자애가 나를 좋아한다고 하면 어떡해요?

<mark>솔직하게 말하는 게 좋아.</mark> 그렇지 않으면 상대방은 오히려 더 속이 타거나 상처를 받을 수 있어. 상대방의 감정을 절대 놀려서는 안 돼. 다른 친구들과 그 애에 대해 쑥덕거려서도 안 되고. 그런 걸 알면 그 애는 죽고 싶은 심정일 거야.

사람들이 없을 때 네 마음을 솔직하게 털어놔. "네가 날 좋아하는 걸 알지만, 난 너한테 특별한 감정이 없어. 너한테 상처 주고 싶지 않아. 그렇다고 내 마음이 바뀌지는 않을 거야." 이렇게 말하면 상대방도 어느 정도 자존심을 지킨 상태에서 마음을 정리할 거야.

마음먹는다고 누군가를 좋아하지 않을 수 있나요?

무척 어려울 거야. 게다가 누군가한테 네 마음을 거절당했다면 정말 비참할 거야. 울고 싶으면 울어. 우는 것도 상처를 치유하는 한 방법이야. 친구나 형제자매, 혹은 엄마 아빠한테 위로를 구해도 돼. 네 감정을 말로 표현하는 것도 좋고, 글로 쓰는 것도 좋아. 재미있는 영화를 보거나 운동을 하면서 생각을 다른 데로 돌리는 것도 도움이 되고.

이런 방법들이 너를 거절한 상대방을 나쁘다고 욕하거나 다시는 누구도 좋아하지 않겠다고 마음먹는 것보다 백배 더 나아. 시간이 지나면 상처는 자연스레 아물어. 어느 순간 마음속에서 그 아이가 차지하던 공간이 사라지고, 새로운 사랑을 위한 공간이 열리는 것을 보게 될 거야.

내가 사랑에 빠진 걸 어떻게 알아요?

구름 위를 걷는 것처럼 그냥 붕 떠 있는 기분일 거야. 그 무엇도 너의 이런 기분을 방해할 수 없어. ==마치 날개가 달린 것 같고, 온 세상을 품에 안은 것 같은 느낌일 거야.== 몸이 딱딱하게 굳는 사람들도 있어. 그래서 좋아하는 애 앞에 서면 너무 긴장해서 한마디도 못하지.

물론 정반대인 경우도 있어. 가만있지 못하고 늘 신이 나서 유쾌하게 떠들거나 까불곤 해. 자기도 모르게 그러기도 하지만, 좋아하는 애한테 잘 보이려고 그러기도 해. 사랑에 빠지면 엄마 아빠나 학교, 친구, 취미 활동 같은 건 중요하지 않고 오직 그 애를 만날 생각만 머릿속에 가득해.

남자 친구는 어떻게 만들어요?

음, 안타깝지만 특별한 방법은 없어. 사랑은 억지로 만들 수 있는 게 아니거든. 하지만 그 아이를 좋아한다는 마음을 보여 줄 수는 있어. 그게 첫 단계야. 우선 그 애에게 관심을 보여. 어떤 음악을 좋아하는지 물어보고, 같이 영화관에 가지 않겠느냐고 슬쩍 떠볼 수도 있어. 너에 관한 이야기도 해. 서로 가까워지는 계기가 될 수 있어. 하지만 너무 들이대거나 치근거리는 인상을 줘서는 안 돼. 상대가 부담스러울 정도로 애교를 떨어서도 안 되고. 그런 건 동물 세계에서나 통하는 일이야. 가령 침팬지 수컷은 이상형의 암컷과 먹이를 나누어 먹으면 그 보상으로 사랑을 얻게 되거든.

남자애가 마음을 열고 너의 고백을 받아들일지는 금방 알 수 있어. 만약 받아들이지 않는다면 너하고는 맞지 않는 애야. 사랑은 강요할 수 있는 게 아니거든. 다만 용기를 내어 시도부터 해 봐. 속만 끓이면서 아무것도 하지 않는 것은 퇴짜를 맞는 것보다 더 안 좋아.

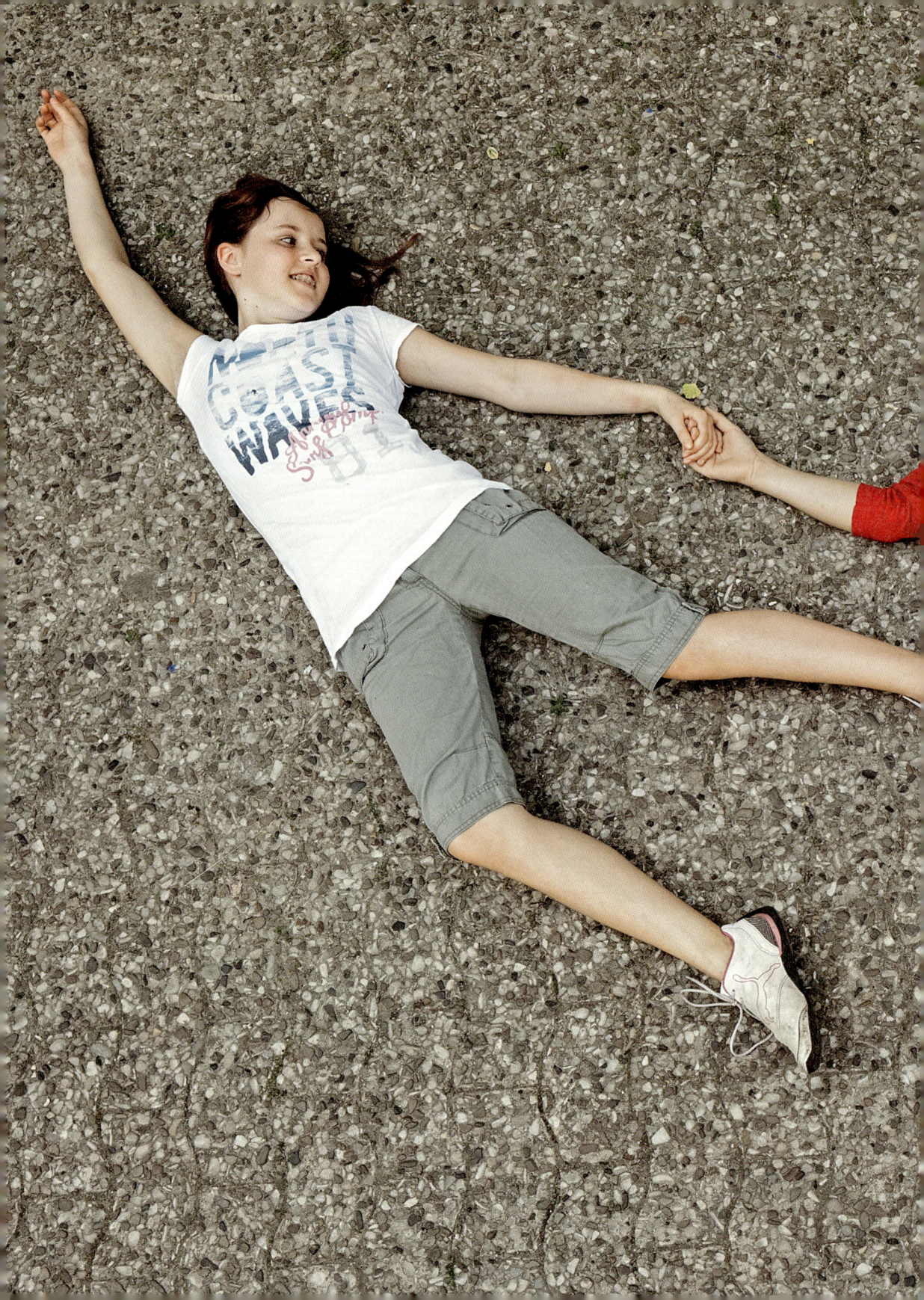

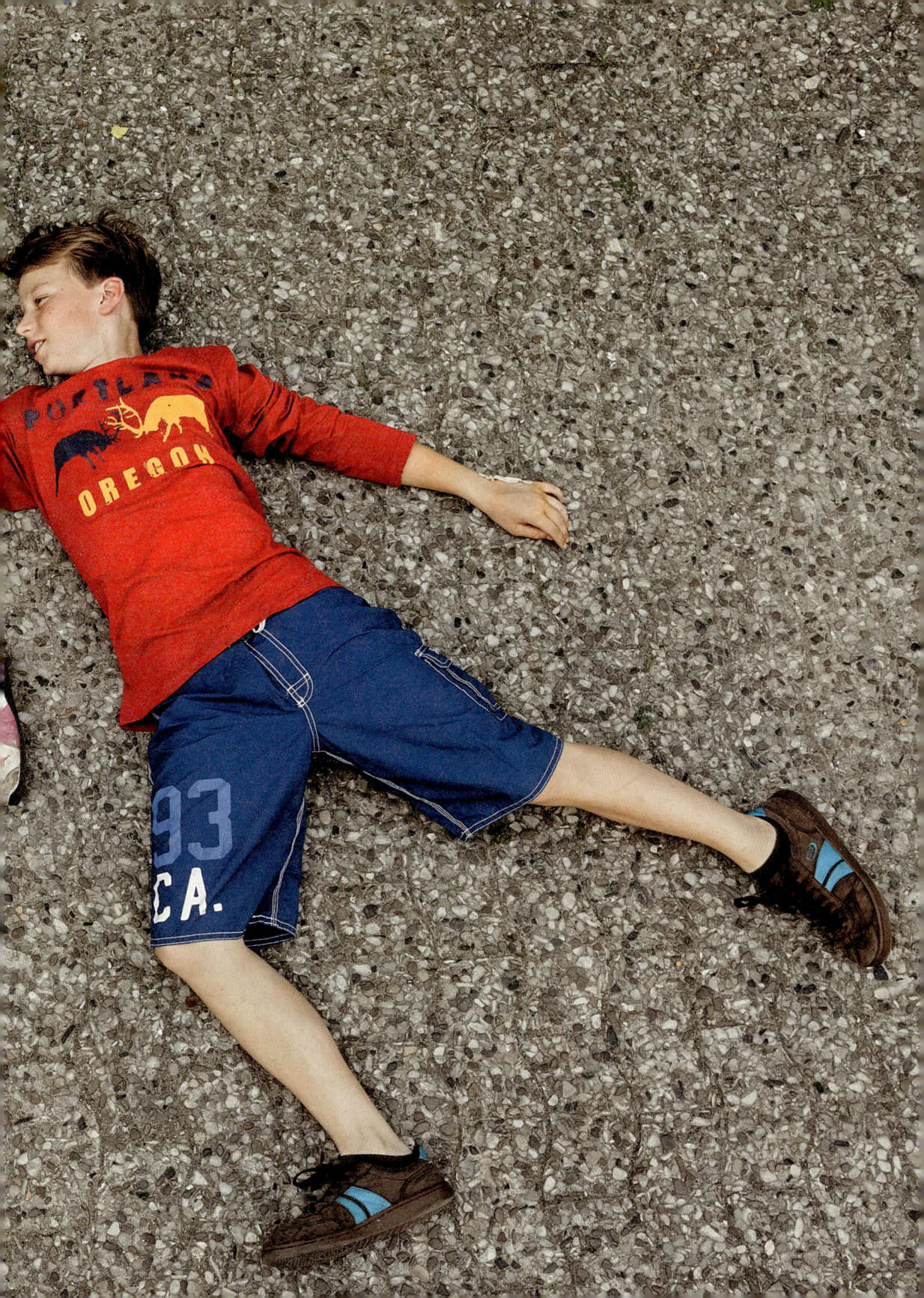

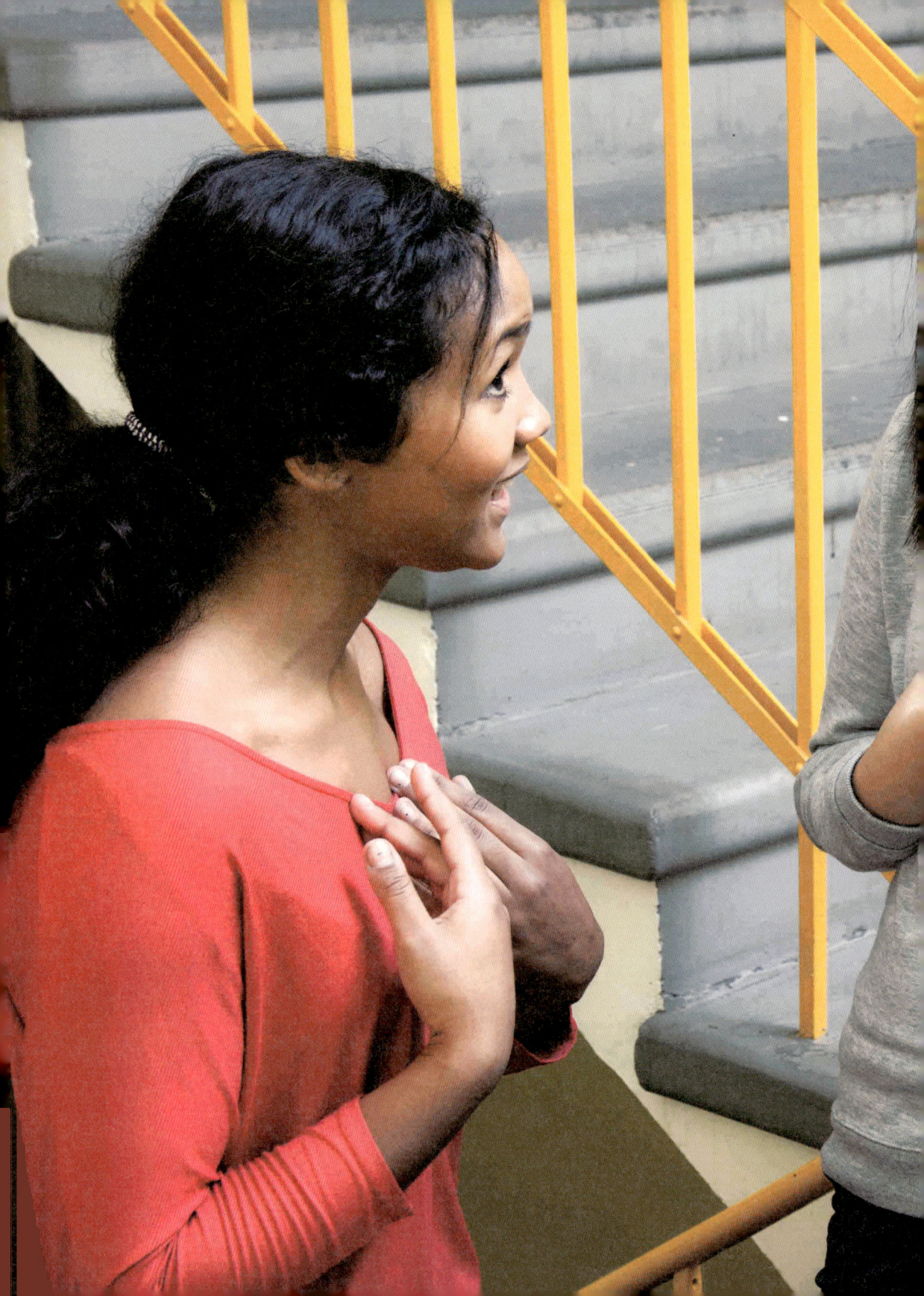

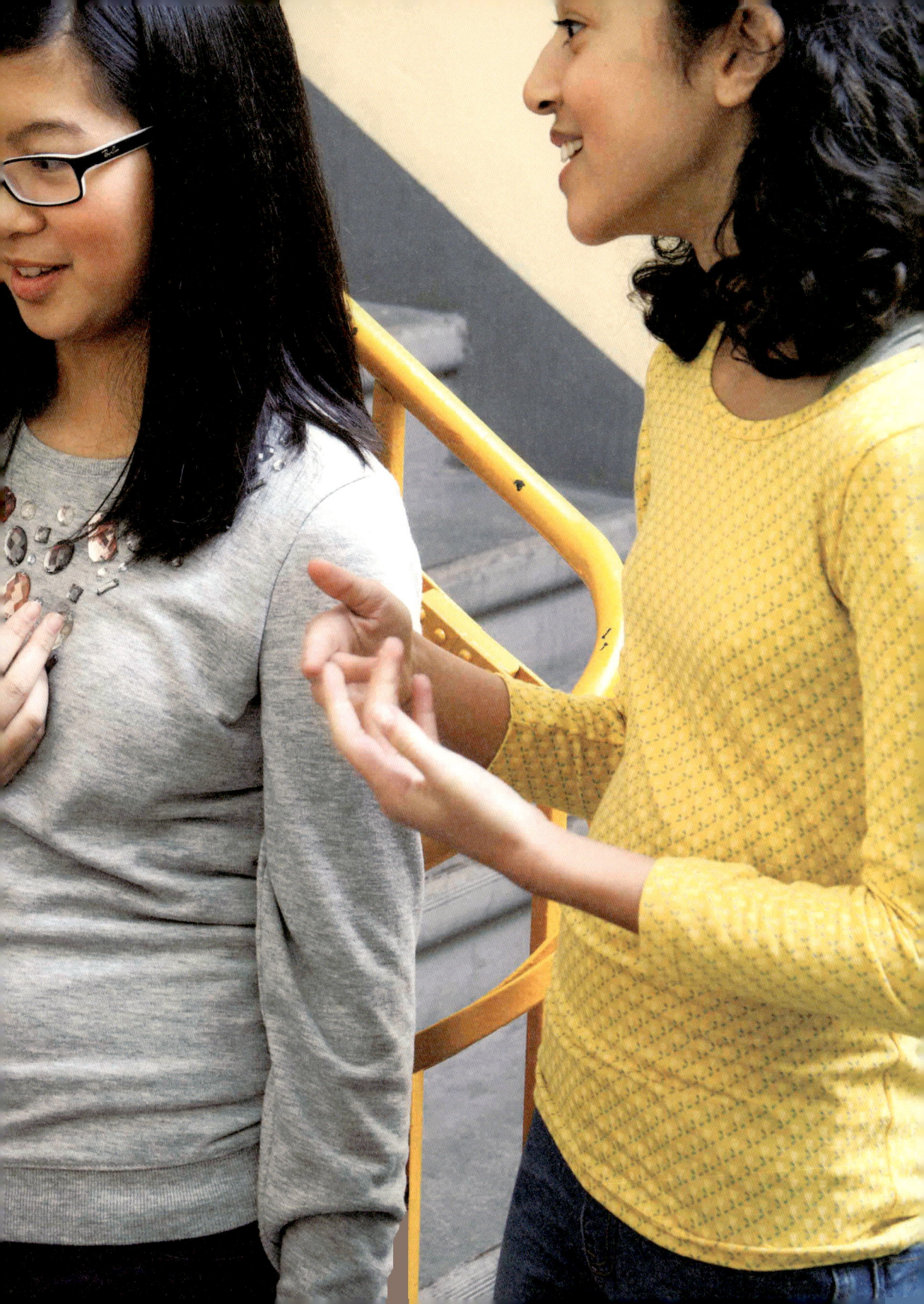

여러 사람을 동시에 사랑할 수 있어요?

물론이지. 우리의 마음은 무척 넓어서 많은 사람을 동시에 품을 수 있어. 각각 다른 이유로 남자 친구를 여러 명 좋아하는 건 이상한 일이 아냐. 딱 한 사람만 결정할 수 없거나, 결정하고 싶지 않을 수도 있어. 하지만 ==때가 되면 진짜 사랑하는 사람이 누군지 알게 될 거야.==

하지만 그조차도 잘 모르겠다고? 그럼 한 사람씩 정정당당하고 솔직하게 사귀어 봐. 누군가 질투하더라도 이해하면서 말이야. 생각해 봐. 좋아하는 사람이 다른 누군가에게 눈길을 주는 걸 반길 사람은 없지 않겠어?

남자 친구나 여자 친구가 생기면 모든 걸 다 해야 해요?

꼭 해야 할 일도 없고 모든 것을 다 해야 할 필요도 없어. 다만 ==둘이 함께하는 일은 두 사람 모두가 원하는 일이어야만 해.== 예를 들어 키스나 섹스의 경우 어느 한쪽이 원하기 때문에 하겠다는 건 절대 안 돼. 네가 무엇을 원하는지 귀를 기울여 봐. 네 몸으로 무엇을 할지 결정하는 건 바로 너니까!

말 안 해도 상대가 내 생각을 알 거라고 기대하지 마. 매달리지도 마. 다만 귀를 기울여. 투덜거리지 말고 원하는 걸 말과 행동으로 분명하게 표현해. 그리고 너무 많은 걸 기대하지는 마! 원하는 걸 다 갖고, 모든 걸 다 아는 사람은 없어.

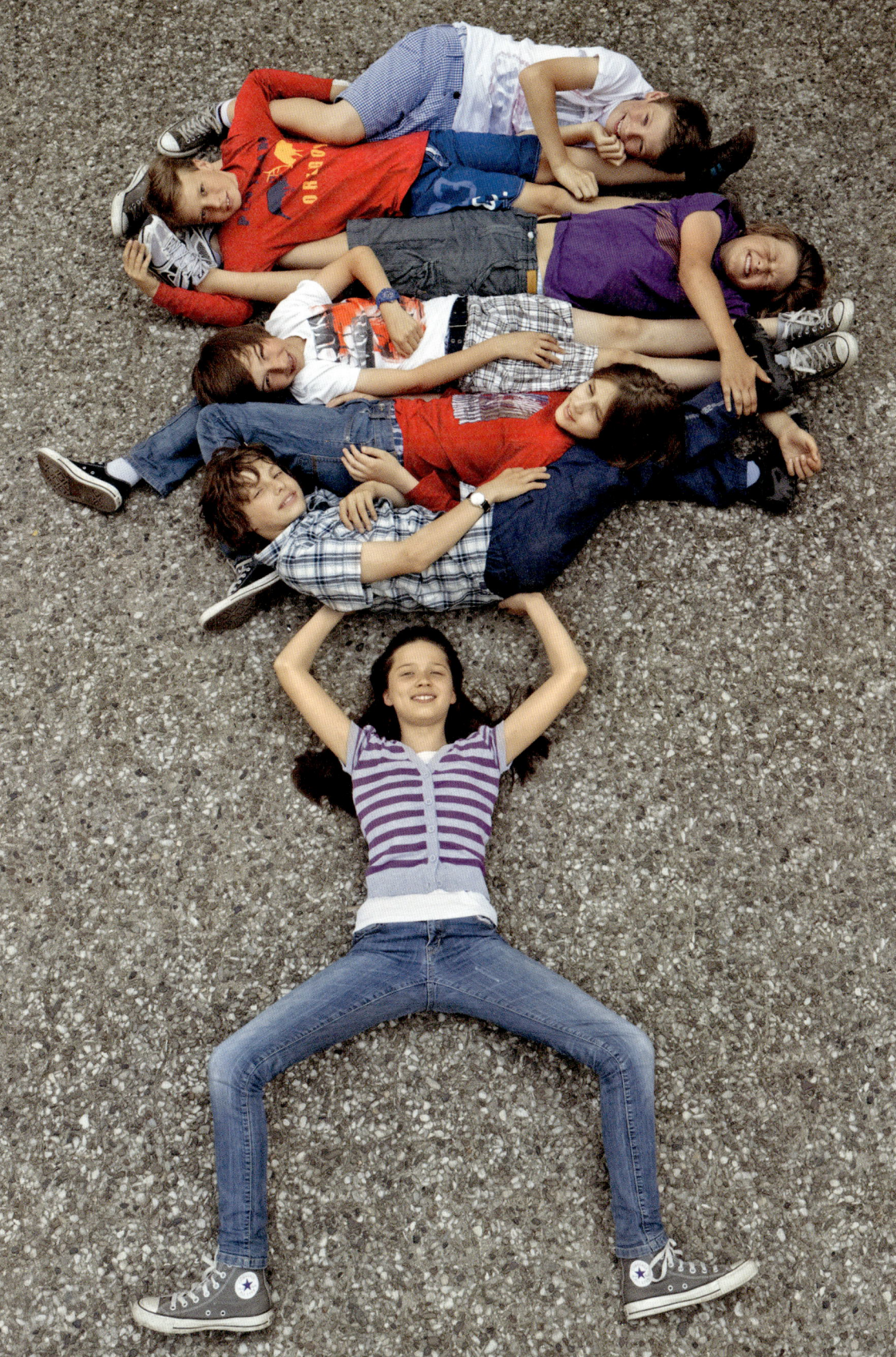

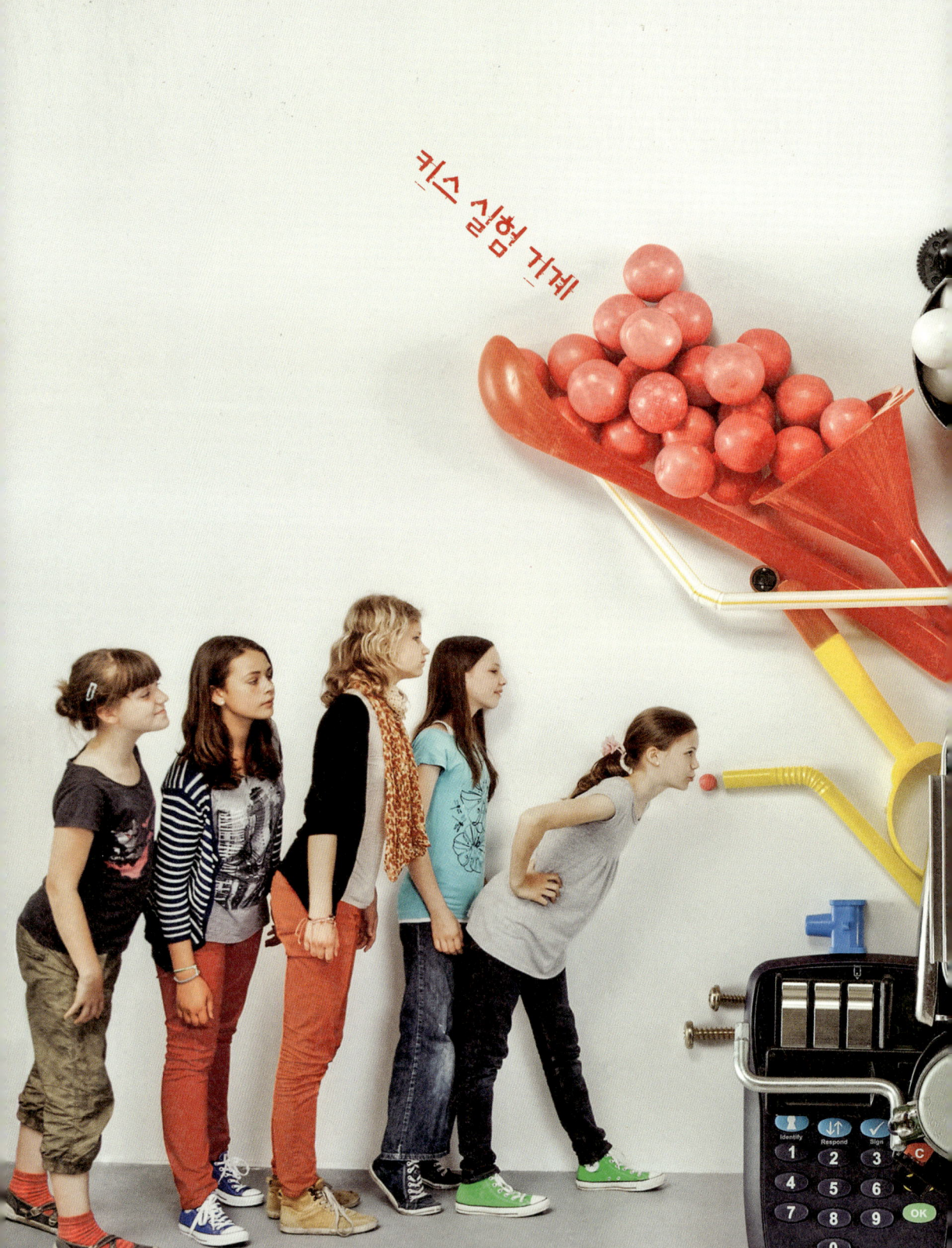

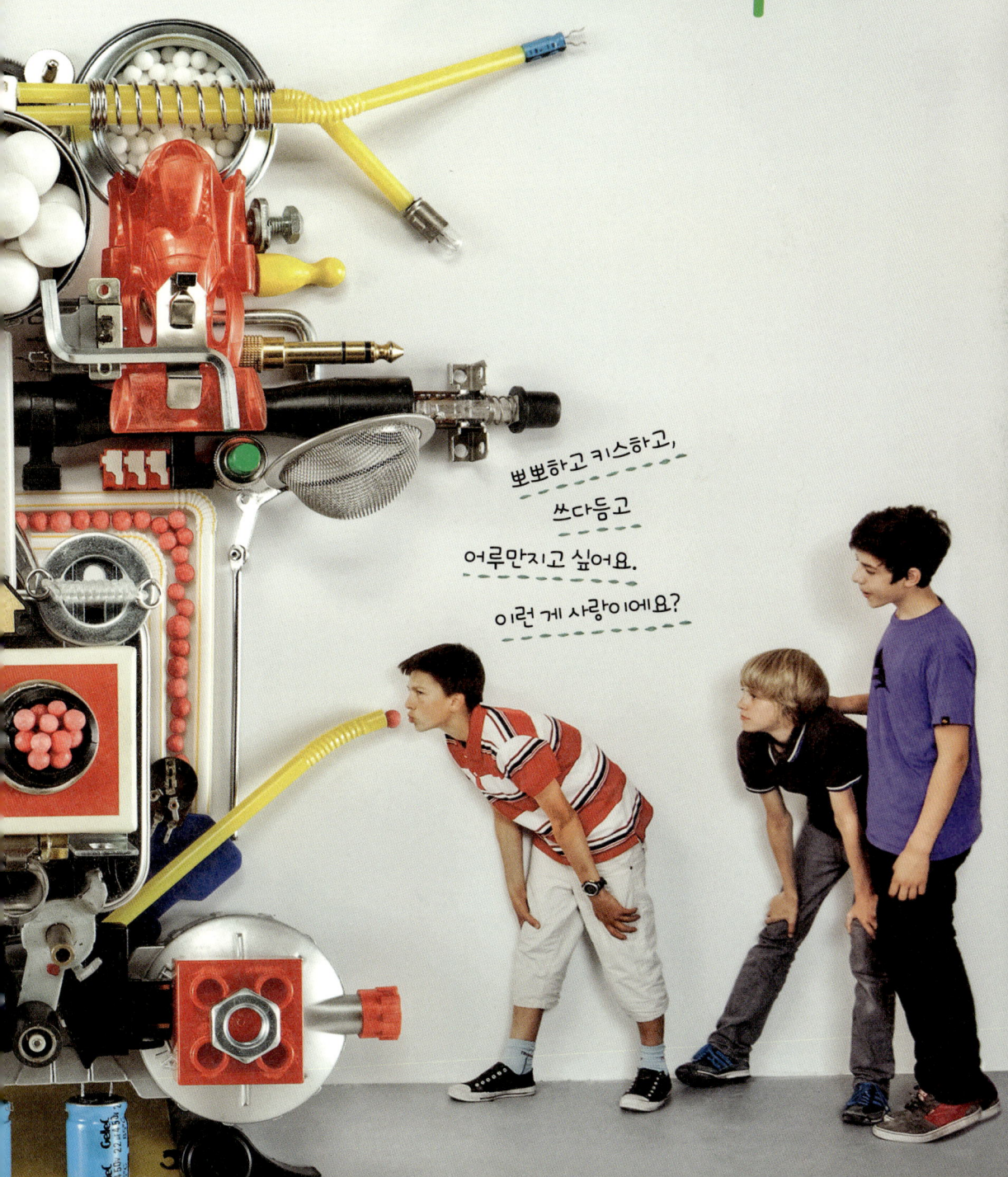

키스와 섹스

뽀뽀하고 키스하고,
쓰다듬고
어루만지고 싶어요.
이런 게 사랑이에요?

키스는 언제부터 해도 돼요?

지금 당장도 가능해. 서로 얼굴을 마주보고 입을 맞추면 돼. 너무 뜨겁게만 하지 않는다면 몇 살부터는 해도 되고 몇 살까지는 하면 안 된다는 규칙이나 법은 없어. 하지만 독일 같은 나라에서는 혀를 주고받으며 오랫동안 키스하는 것을 성행위의 일종으로 봐. 그래서 그런 키스는 열네 살부터 허용된대. 그런데 혹시 교환 학생으로 미국에 갈 일이 있으면 조심해야 해. 미국의 보수적인 주에서는 학교 안에서 키스하는 걸 금지하고 있거든.

키스는 매번 달라. 짧거나 길 수 있고, 촉촉하거나 건조할 수 있고, 거칠거나 부드러울 수 있고, 공격적이거나 수줍을 수 있고, 눈을 감거나 뜰 수 있어. 하지만 어떤 경우든 키스가 사람을 행복하게 해 준다는 사실에는 변함이 없어. 키스를 하면 사람 몸에서 행복 호르몬이 왈칵왈칵 쏟아져 나오거든. 그런데 이건 반드시 너와 상대방이 모두 원해서 할 때만 해당되는 거야. 앞에서도 말했지만 네 신체의 일부로 하는 일은 반드시 네 의지와 의사가 확실히 반영되어야 해.

섹스가 뭐예요?

우리 인간은 진딧물이나 물벼룩처럼 혼자서 번식할 수 있는 동물이 아냐. 그래서 멸종하지 않고 자손을 낳으려면 남녀의 성기가 결합하는 성교, 그러니까 섹스가 꼭 필요해. 자연이 인간에게 성욕을 심어준 것도, 그 욕구를 채우는 과정이 즐겁고 기쁜 것도, 그 끝에는 자신들을 닮은 예쁜 아기를 얻을 수 있기 때문일 거야. 즐겁지 않은 일을 오직 종을 유지하기 위해 억지로 해야 한다면 얼마나 싫겠니?

물론 아이를 낳고 싶지 않은 사람들도 성욕은 있어. 또 아이를 낳을 수는 없지만 갖고 싶어 하는 사람들도 많아. 아이를 갖기 어려운 사람들은 인공수정이나 시험관 시술로 아이를 가지려 하지. 입양을 해서 그 소망을 이루기도 하고.

==섹스는 종족 보존을 위한 기본적인 욕망일 뿐 아니라, 사랑의 표현이자 삶의 큰 즐거움이야.== 사랑에 빠져 서로를 좀 더 가깝게 느끼려는 두 사람을 하나로 결합시켜 주니까. 섹스는 단순히 성교만을 의미하지 않아. 키스하고 어루만지는 것도 섹스의 일부야.

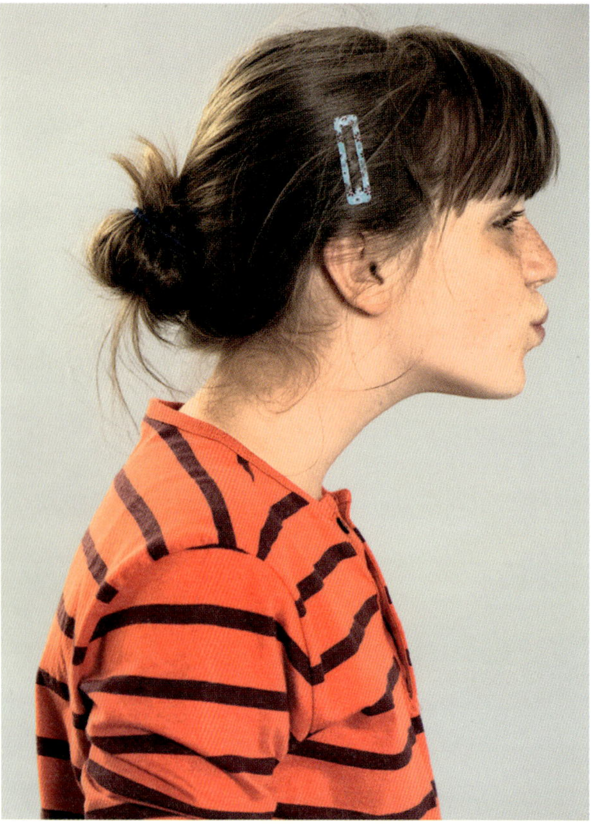

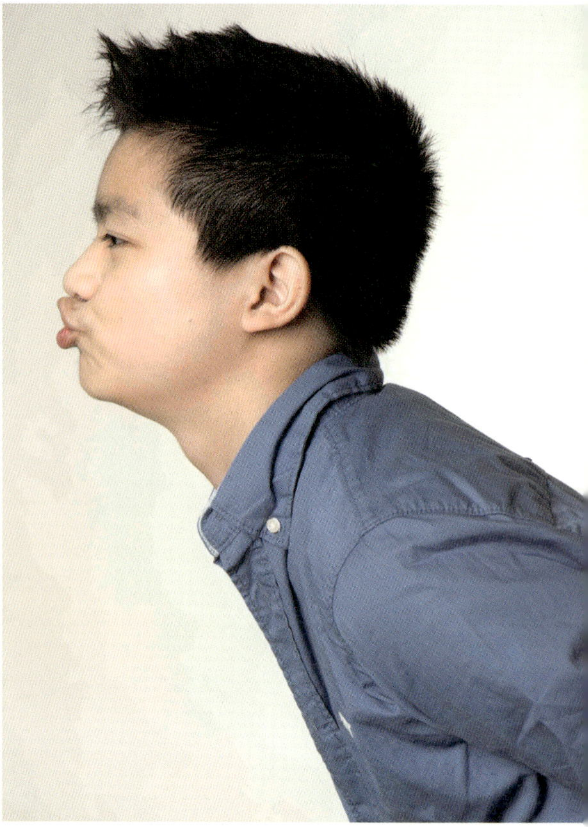

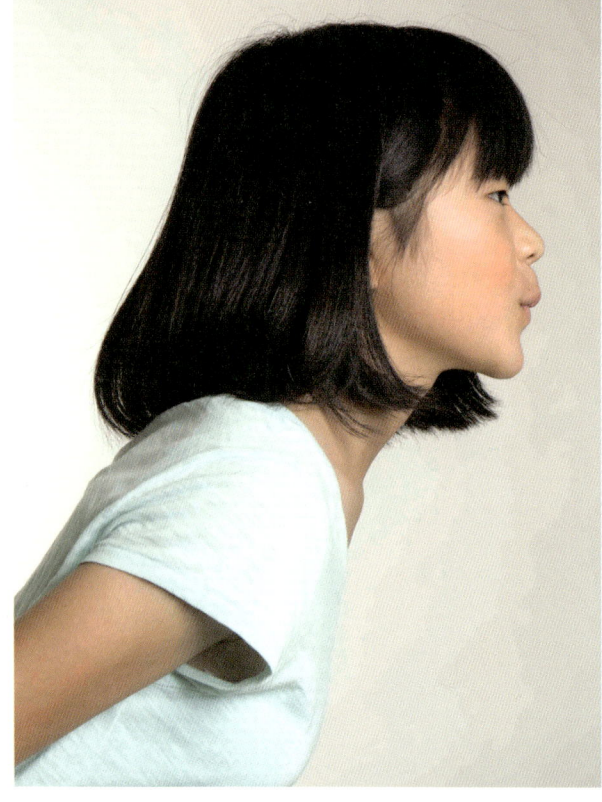
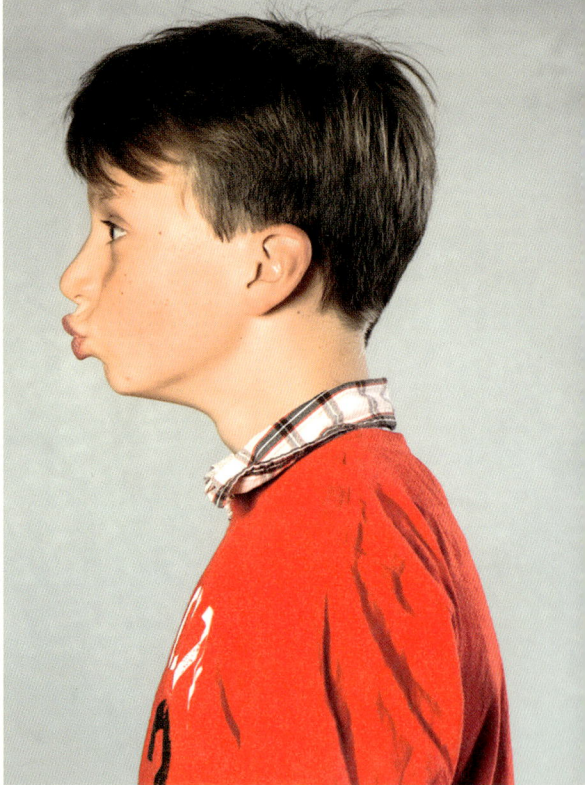

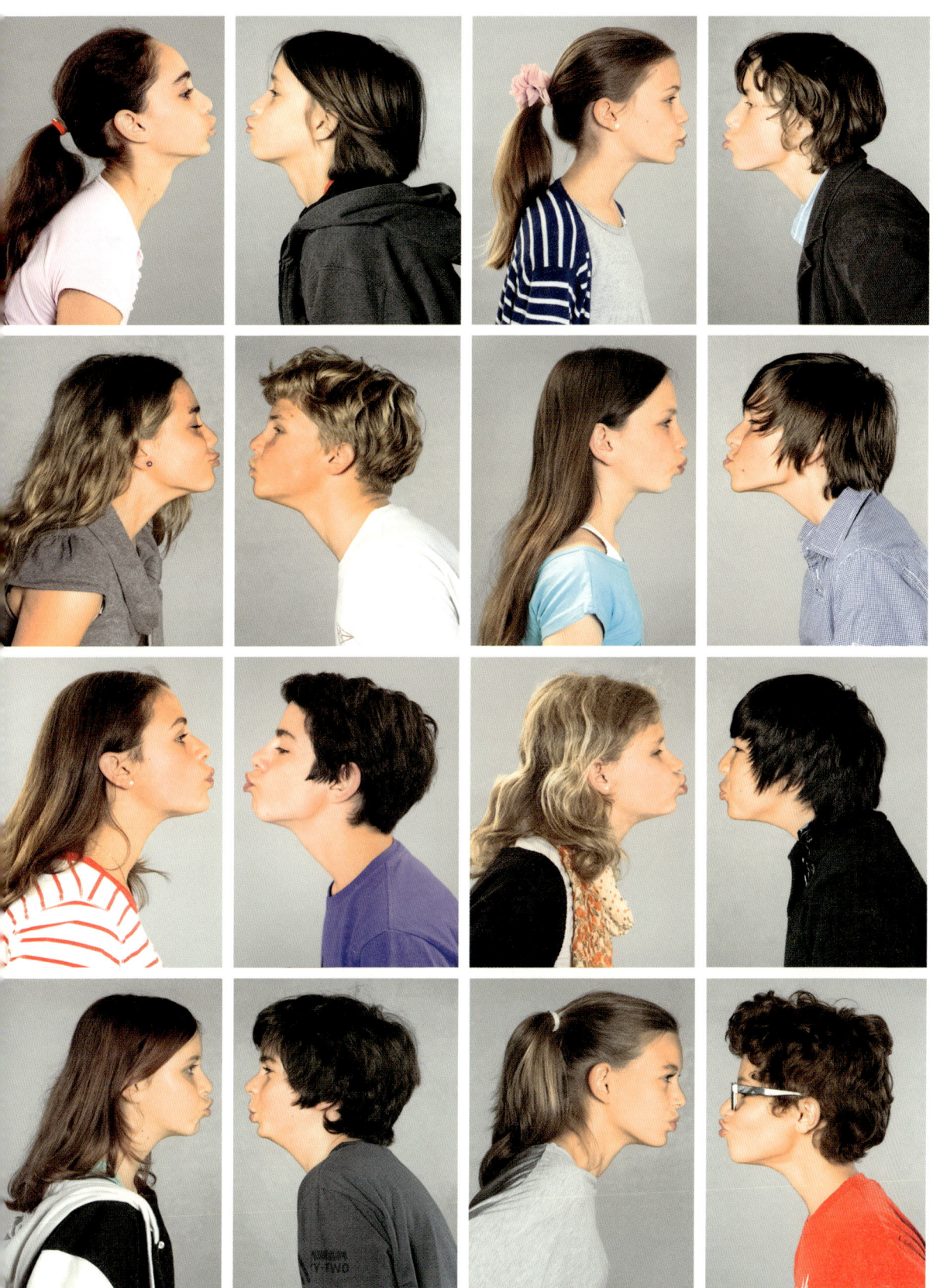

섹스는 언제부터 해도 돼요?

두 사람의 합의가 있다면, 그리고 그 두 사람이 자신과 상대에 대한 행동에 책임을 질 수 있는 상태라면 섹스를 언제까지는 하면 안 되고 언제부터는 해도 된다는 것은 없어. 보통 성년이 되는 스무 살부터의 성관계는 그 누구도 뭐라고 말할 수 없어. 법에서는 그 나이가 되면 자신의 몸과 행동, 그리고 그 뒤의 결과에 대해 책임질 수 있다고 판단하거든. 그건 곧 누구와 섹스를 해도 되는지 스스로 판단할 수 있다는 뜻이야. 또한 섹스를 원하지 않을 때는 분명하게 '싫어!' 하고 말할 수 있을 만큼 자의식이 컸다는 뜻이기도 해.

우리나라에서는 20세 미만 미성년자를 속이거나 위협해서 성관계를 가지거나 13세 미만의 어린이와 성적인 접촉을 할 경우에, 어린이의 동의 여부와 관계없이 무조건 처벌을 받아. 어른들이 상황을 악용해서 성관계를 요구할 수 있거든. 그럴 경우 너는 나중에 이용당했거나 심지어 성폭행을 당했다는 느낌을 받을 수도 있어. 그래서 성인은 미성년과 성행위를 할 경우 처벌을 받는 거야.

아직까지는 성 경험이 있는 친구보다 없는 친구가 더 많아. ==성관계란 즐거움이나 일시적인 호기심과 충동에 의해 행동하는 것이 아닌, 서로의 미래에 대한 생각과 책임이 따라야 하는 행위야.== 또한 상대방에 대한 사랑과 존중이 함께 있어야 하는 것이고. 더불어 가족이나 다른 사람을 힘들게 하거나 피해를 주지 않아야 하는 것이라는 것을 반드시 기억했으면 좋겠어.

엄마 아빠가 섹스를 금지해도 돼요?

　엄마 아빠는 섹스를 금지할 수 있어. 특히 네가 열여덟 살 이하라면 말이야. 부모는 네가 열여덟 살이 될 때까지 너를 보호하고 교육할 권리가 있어.

　게다가 부모님이 못하게 하는 이유가 생각만큼 그렇게 터무니없는 것이 아닐 수도 있어. 이성 친구와 만난 뒤로 네가 집에서나 학교에서 해야 할 일을 제대로 하지 않는다면, 정신적으로나 육체적으로 네 건강에 좋지 않다고 판단되면 엄마 아빠도 그런 결정을 내릴 수 있지 않을까?

　부모의 걱정이 쓸데없다고 생각할 수도 있겠지만, 너를 위험과 실망에서 지켜 주려는 마음만큼은 진심이야. 어쨌든 그런 일로 문제가 생기면 부모님께 솔직하게 얘기해.

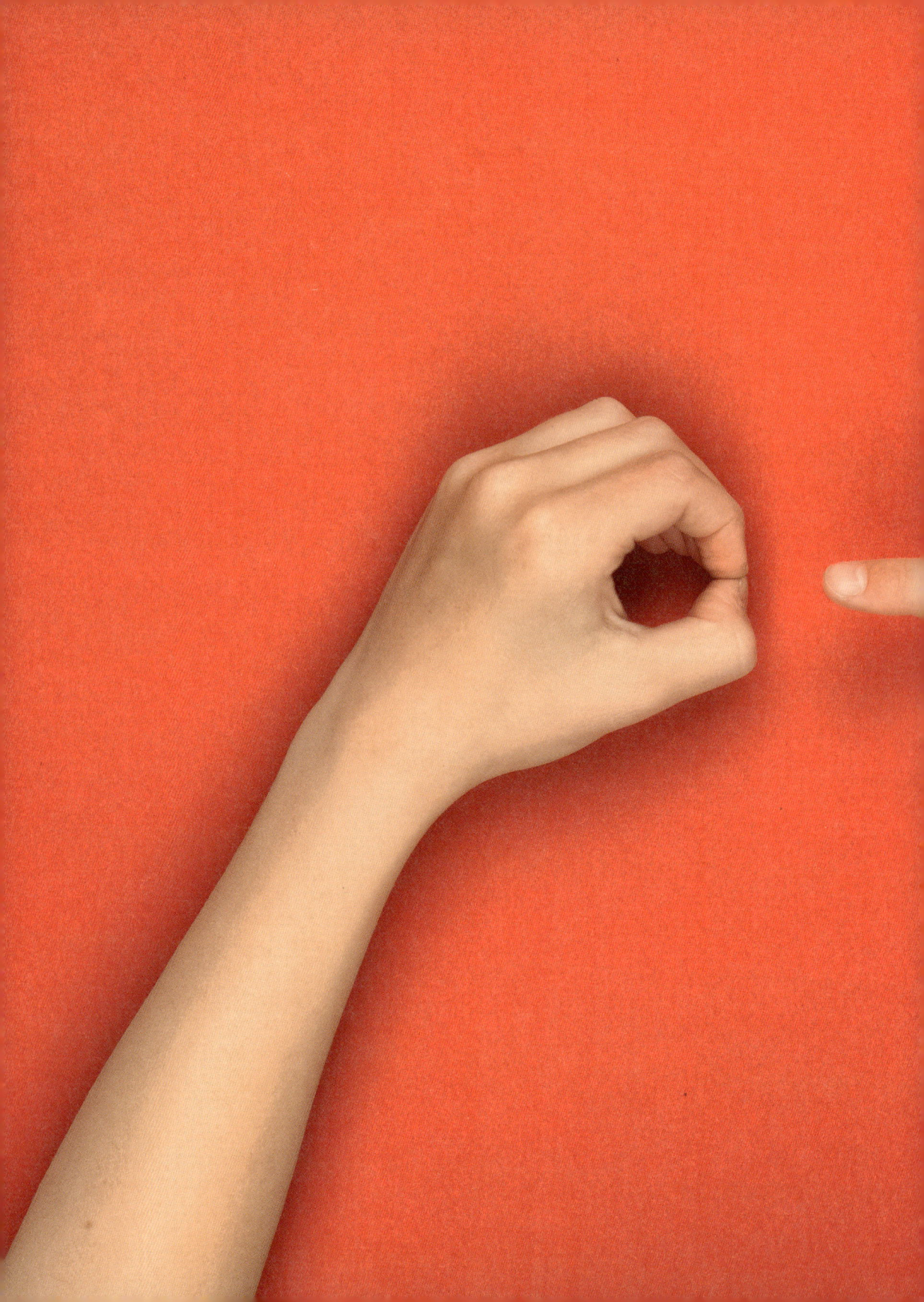

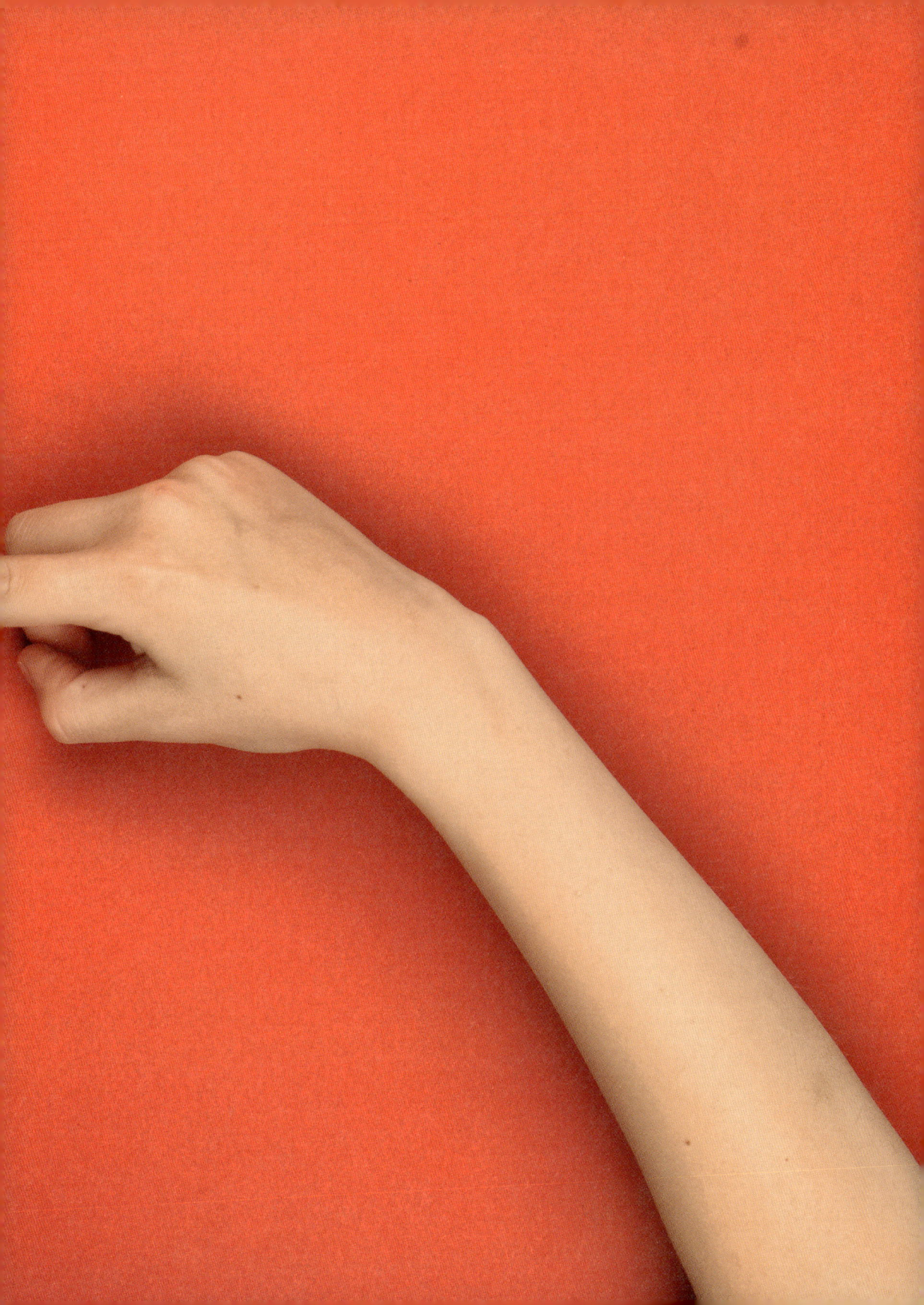

섹스는 위험하거나 건강에 안 좋아요?

섹스로 전염될 수 있는 위험한 병들이 있는 건 사실이야. 사랑하고 신뢰하는 관계에서도 그런 일은 일어날 수 있어. 안전 장치 없이 관계를 하면 고약한 통증을 일으키는 바이러스와 박테리아에 감염될 위험도 커져. 심지어 목숨을 위험하게 하는 후천성면역결핍증(에이즈, AIDS)에 감염될 수도 있어. 그래서 섹스할 때는 콘돔을 사용하는 게 가장 좋아.

==너의 몸과 행동에 책임질 수 있는 나이가 되어 정말 사랑하는 사람과 행복하고 안전한 섹스를 하면 우리 몸에서 행복 호르몬이 나와.== 키스와 애무만 해도 '엔도르핀'이라 부르는 행복 호르몬이 콸콸 쏟아지지. 우리가 마음껏 웃거나 시험에 붙었거나 운동을 할 때도 이 물질이 몸속에 퍼져 우리를 행복하게 해 주고, 면역력도 강하게 해 줘. 만일 섹스가 즐거움을 주지 않고 걱정이나 두려움을 일으킨다면 육체뿐만 아니라 정신 건강까지도 해칠 수 있어. 돌이킬 수 없는 상처를 받을 수도 있고.

어떻게 피임을 해요?

원하지 않는 임신을 하게 되면 당사자들은 물론이고, 배 속의 아기와 주위 사람들도 고통을 받게 돼. 그래서 성관계를 하기 전에는 꼭 안전 장치를 해야 하지. 가장 쉬운 방법은 가임 기간에 성관계를 하지 않는 것이야. 하지만 그보다 더 안전한 것은 피임 도구야. 콘돔이나 피임약이 그것들이지.

남자의 성기에 끼우는 피임 도구인 콘돔은 쓰기가 간편하고 약국이나 마트에서 쉽게 구할 수 있어. 몸에 해롭지도 않지. 성병에 걸릴 염려도 없어.

먹는 피임약은 여자 몸의 호르몬을 조절해서 임신을 예방해. 두 가지 종류로 나뉘는데, 그중 일반 피임약은 배란을 조절하는 기능을 해. 요즘은 의학이 발달해서 사전 피임약의 부작용이 거의 없고 몸에도 해롭지 않아. 생리를 시작한 여자라면 누구나 먹어도 되지. 사후 피임약은 관계 뒤에 먹는 것으로, 일반 피임약에 비해 무척 약효가 강해. 이 약은 생리 주기를 바꾸기도 하고 배란에 문제가 생길 수도 있어서 반드시 의사와 상담을 통해 처방을 받아야 해.

이외에도 자궁 내 장치, 난관불임술, 정관불임술 등이 있어. 각자에게 맞는 피임 방법을 선택한다면 임신 걱정은 끝이지.

콘돔은 안전해요?

콘돔은 섹스할 때 남자의 성기에 씌우는 얇은 고무 주머니야. ==제대로 사용하기만 하면 콘돔은 임신이나 성병은 걱정하지 않아도 돼.== 모든 것이 제대로 되었을 때 98퍼센트까지 안전하다고 할 수 있어. 콘돔과 비교할 때 피임약이 좀 더 확실하지만 성병을 막아주지는 못해.

콘돔을 사용할 때는 다음과 같은 점들을 주의해야 해. 뾰족한 손톱으로 잡지 말고, 햇빛에 직접 노출하거나 접으면 안 돼. 찢어지거나 구멍이 나서 정액이 그곳으로 새면 아무 소용이 없거든. 유통기한과 안전성 검사 마크도 확인해야 하지. 콘돔을 처음 사용할 때는 사용설명서를 잘 읽고 여러 번 연습해 보도록 해. 크기가 나하고 잘 맞는지 확인하는 것도 중요해. 콘돔이 너무 크면 쉽게 벗겨질 수 있거든. 네 음경은 아직 성장 중이라 표준 사이즈의 콘돔이 조금 클 수 있어. 작은 크기의 콘돔은 인터넷이나 약국에서 구입할 수 있어. 당연히 표준 사이즈보다 큰 것도 있고.

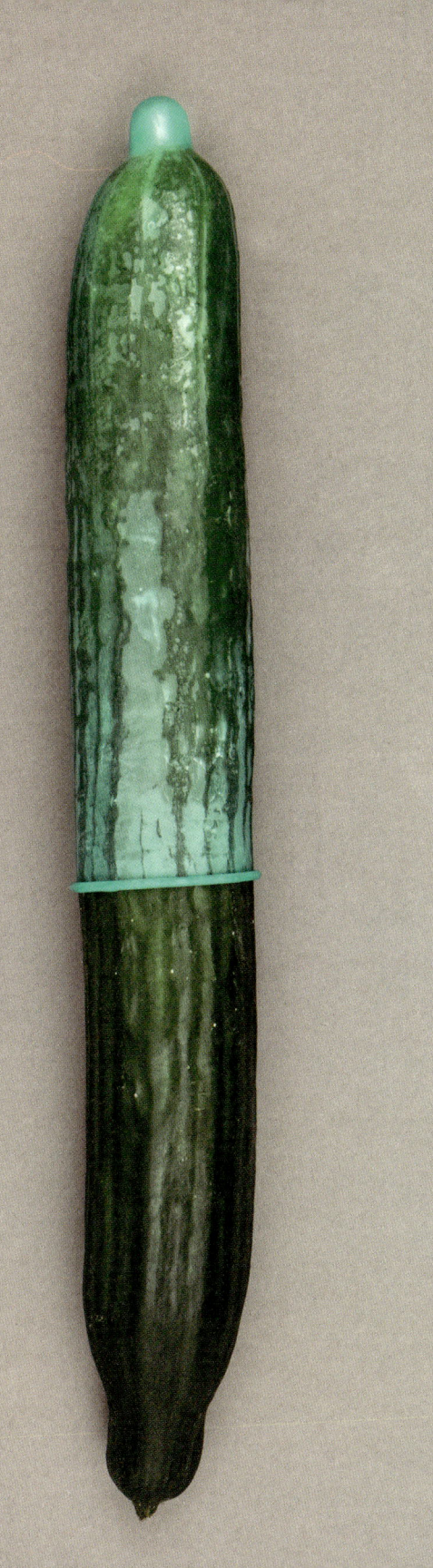

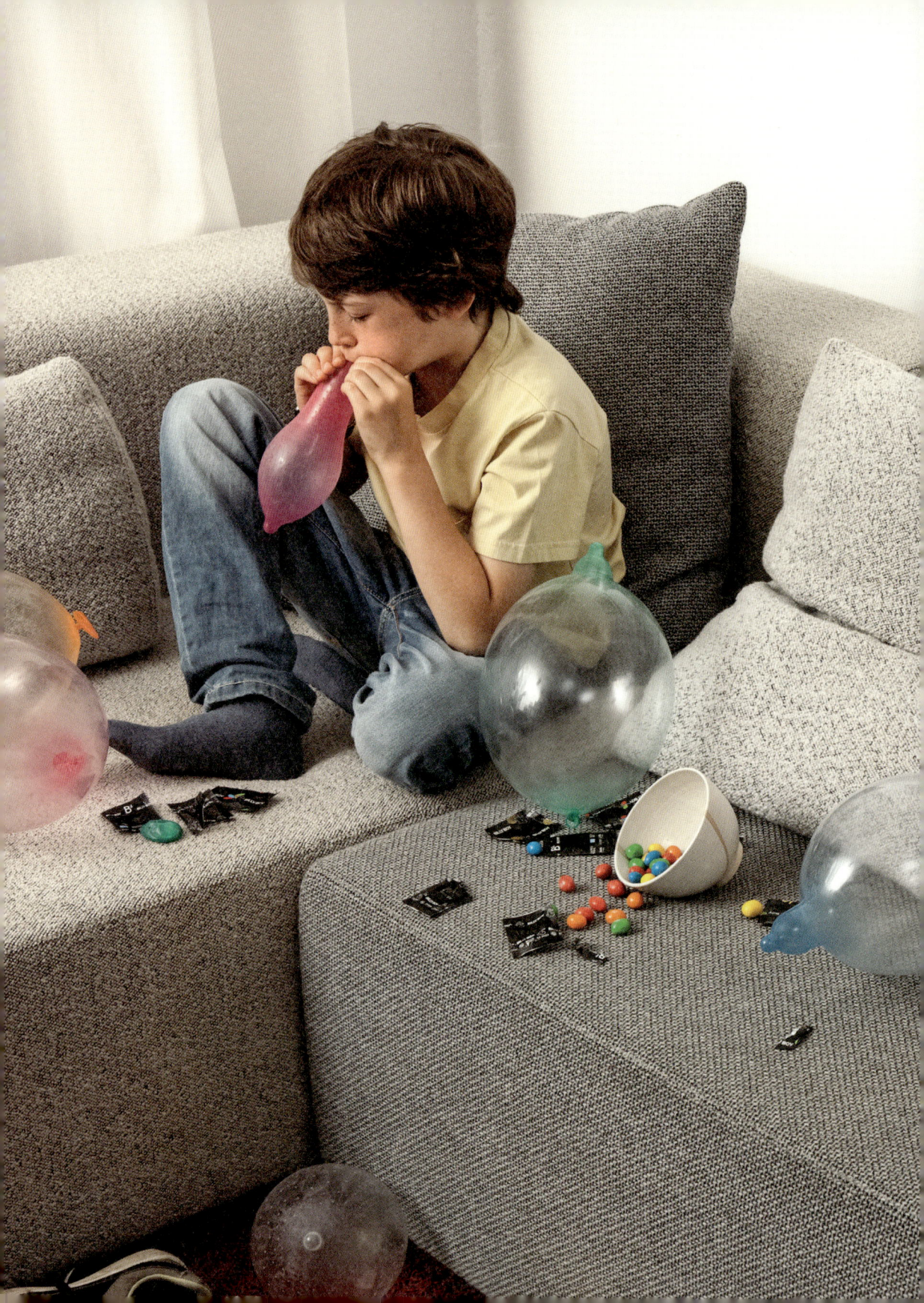

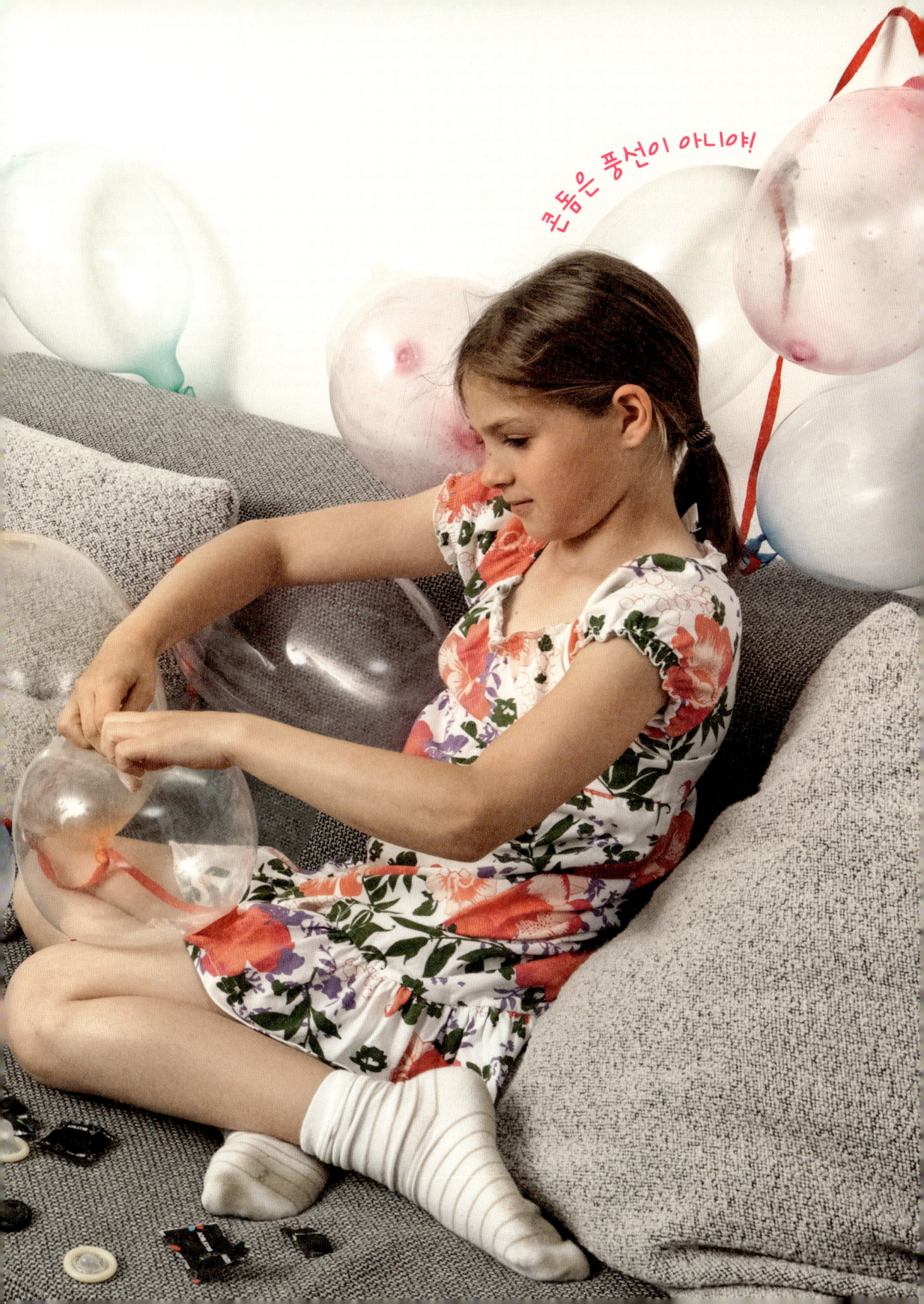

첫 경험은 어때요?

　사람은 대부분 첫 경험을 잊지 못해. 다른 사람과 그렇게 가까워졌던 순간을 어떻게 잊을 수 있겠니? 첫 경험에서 중요한 것은 안전하고 포근한 느낌이고, 상대방을 믿고, 믿음을 주는 거야. 물론 그러기 위해선 시간이 필요해. 서로에 대해 많은 것을 알아야 하지.

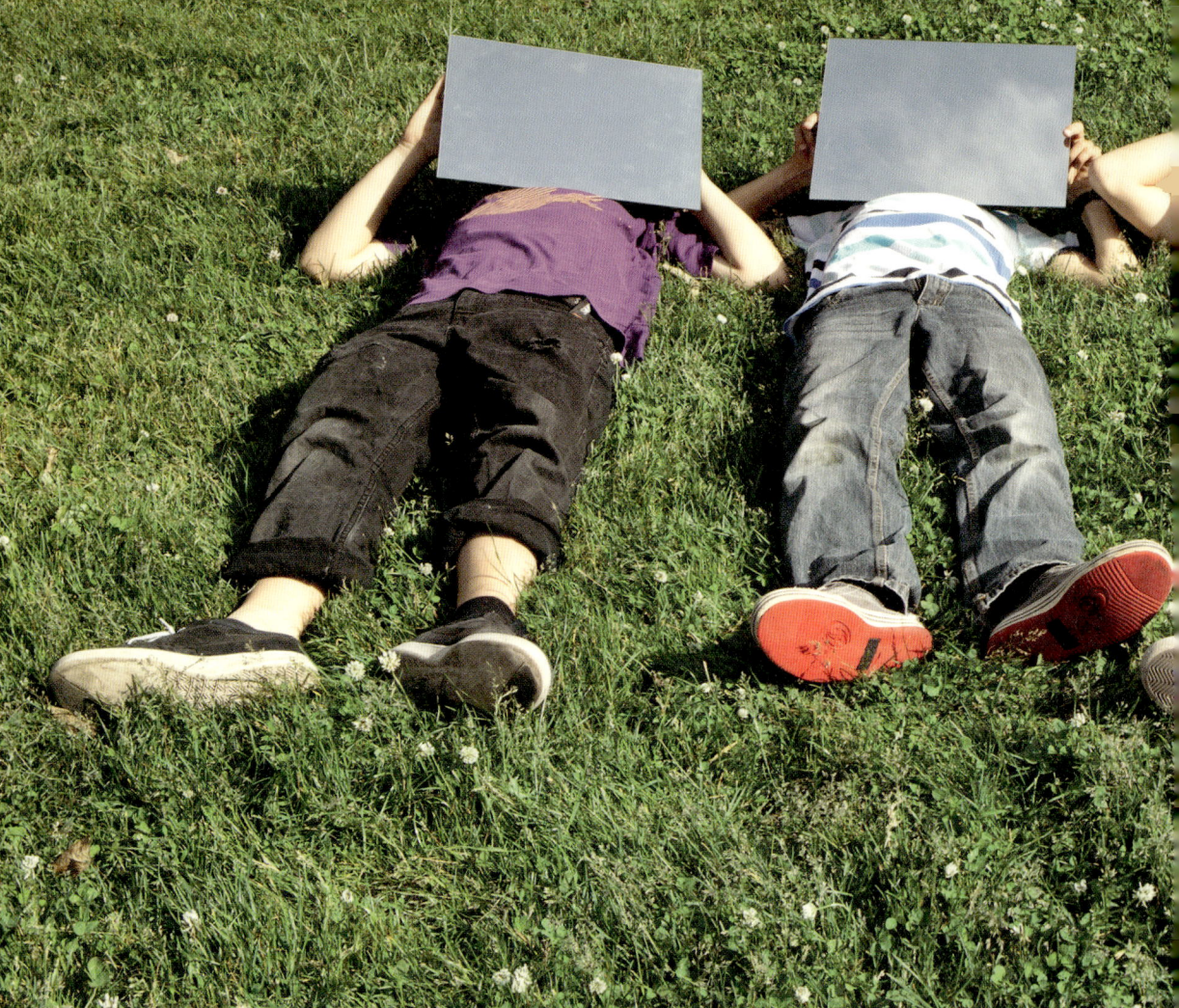

==첫 경험은 누가 먼저 경험하나 경쟁하는 시합이 아냐.== 다른 친구들이 자랑스레 떠벌려 대는 이야기에는 전혀 신경 쓰지 마. 중요한 건 너희들 자신이야. 어떻게든 그런 애들 편에 끼고 싶고 다른 애들에게 뒤지고 싶지 않아 아무렇게나 첫 경험을 치른다면 슬픈 일일 거야. 서로의 마음을 충분히 확인하고 서로를 믿을 수 있고, 그리고 자신들의 행동에 책임을 질 수 있을 때 해도 늦지 않아.

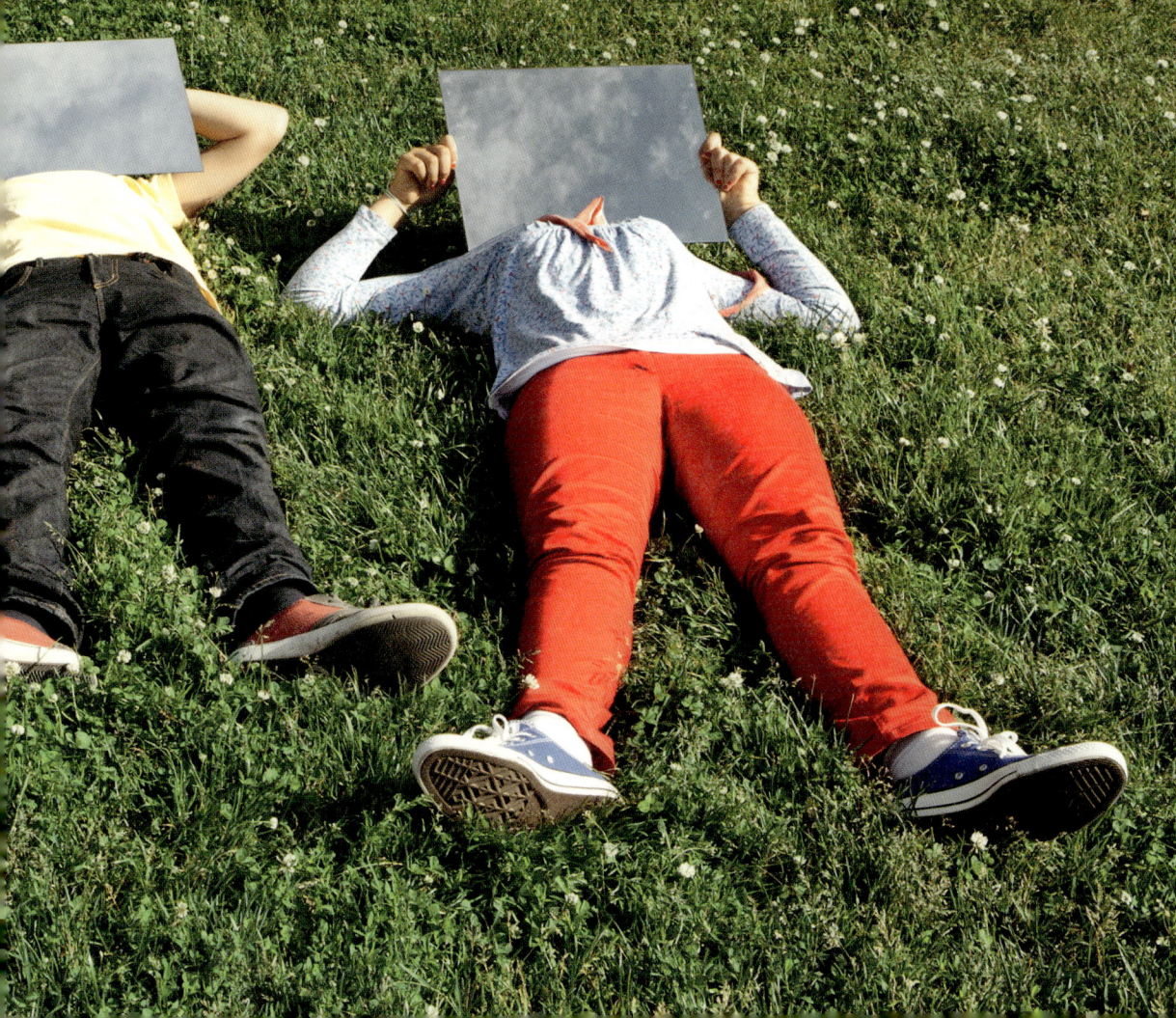

인터넷이나 핸드폰으로 음란물을 봐도 돼요?

판타지 영화 보니? 초인적인 힘을 가진 영웅과 마법의 무기, 귀여운 요정, 그리고 끝없이 액션이 이어지는 영화 말이야. 야동, 그러니까 음란물도 판타지와 다르지 않아. 유혹적으로 분장한 배우, 엄청나게 큰 가슴, 거대한 성기가 포르노에도 빠지지 않고 등장하거든. 거기다 과장된 쾌락과 꾸민 오르가슴, 가짜 정액이 난무해.

물론 음란물을 본다고 쓰러져 죽지는 않아. 어른들도 많이 봐. 그걸 보면 흥분되거든. 하지만 음란물은 무엇보다 불안감을 주고 구역질을 일으키고 악몽을 꾸게 할 수 있어. 그 때문에 18세 이하 아동이나 청소년에게 음란물을 보여 주면 법으로 처벌을 받아. DVD로든 인터넷으로든 상관없이 말이야.

음란물은 굉장히 중독성이 강해. 보면 볼수록 점점 더 빠져들게 되지. 폭력적이고 자극적이며 잔인한 영상은 우리의 뇌 속에 깊이 각인될 수 있어. 그래서 점점 보는 횟수도 늘어나고 머릿속에 영상이 맴돌아 일상생활에 영향을 주게 되지. 아직 성 정체성이 완전히 만들어지지 않은 상태에서 인위적으로 만들어진 영상물을 통해 음란물 장면과 자신의 경험을 비교하기도 해. 더구나 성 경험이 없거나 적은 사람은 섹스란 원래 그런 것이라고 생각할 수도 있어. 이처럼 음란물은 아동이나 청소년의 성 의식을 왜곡시키고, 이성을 성적 대상으로만 여기게 할 위험이 있어.

어른들이 걱정하는 건 다른 게 아냐. ==어린이와 청소년들이 포르노에 빠져 자==

신의 성을 자유롭고 자연스럽게 탐구하고 알아나가지 못할까 봐 염려하는 거야.
네가 어떤 경로로든 포르노를 봤고, 그래서 느낌이 좋지 않았다면 믿을 만한 사람과 그에 관해 이야기를 해 보는 것이 중요해. 실수로 봤든 어쩔 수 없이 봤든, 정말 보고 싶어서 봤든 상관없어. 흥미를 끌거나 불안감을 주는 일은 항상 터놓고 말을 하는 게 도움이 돼.

이미 음란물을 자주 보고 있어서 완전히 끊기 힘들다면 보는 횟수를 조금씩 줄여 보면 어떨까? 또 음란물이 보고 싶은 생각이 들면 운동을 하거나 음악을 듣는 등 네가 좋아하는 것에 몰두하는 것도 중독에서 헤어 나오는 좋은 방법이야.

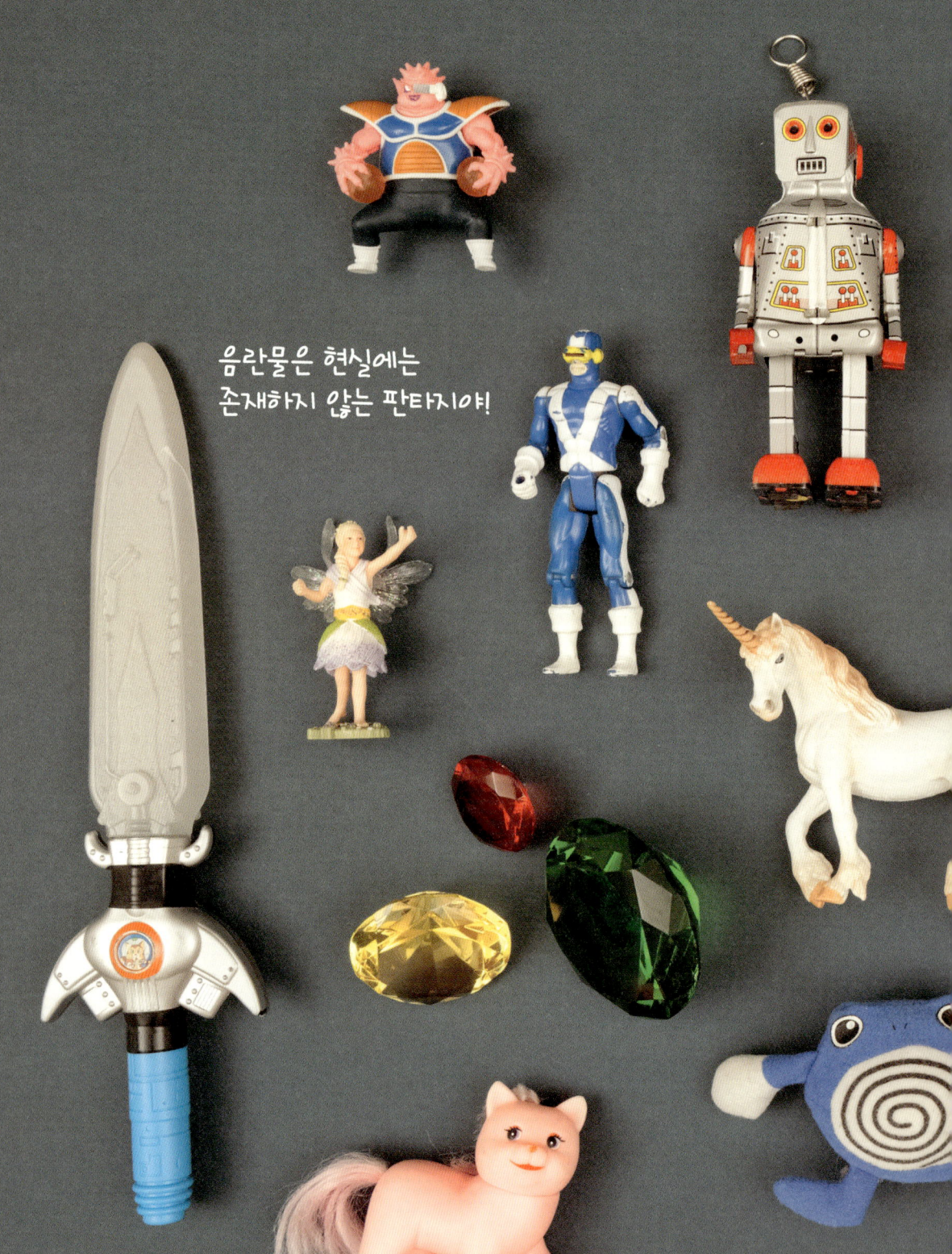

음란물은 현실에는
존재하지 않는 판타지야!

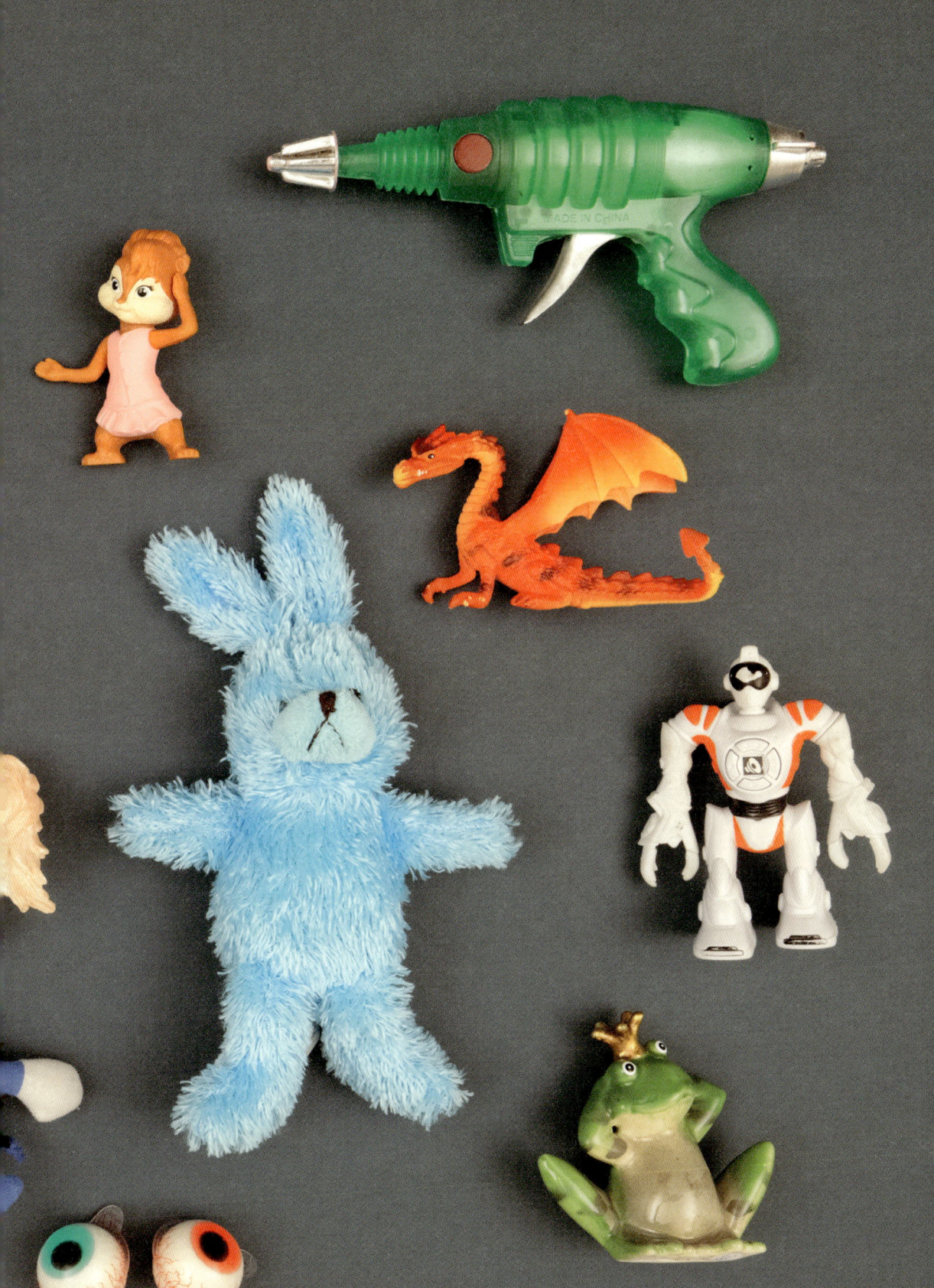

자위는 일주일에 몇 번 하는 게 좋아요?

　일주일에 몇 번 자위를 하든 그건 네가 알아서 할 일이야. 남자든 여자든 자위로 욕구를 해소하는 건 자연스럽고 건강한 일이지. 자위를 하면 행복 호르몬이 콸콸 쏟아져 스트레스까지 날려 버릴 수 있거든. 자위를 하면서 네 몸을 탐구하고, 어떻게 하면 기분이 좋아지는지 찾아 봐. ==자연스러운 자위는 몸의 흐름과 함께 기분을 좋게 하니까.==

　다만 자위 에티켓을 지키는 게 좋아. 혼자만의 공간에서, 깨끗한 손으로, 안전한 방법으로 몸에 무리가 가지 않도록 하되, 다한 뒤에는 뒤처리를 잘해야 해.

　그런데 음란물에 자극받아 자위에 집착하는 건 별로 권하고 싶지 않아. 그럴 경우 중독이 되고 자신이 나쁜 짓을 하고 있다는 것처럼 느끼게 되거든. 다른 물건이나 기구를 사용해 자위하는 것도 아직 덜 자란 너의 성기에 좋지 않아. 더러운 손으로 하는 것은 더더욱 안 돼. 자위를 해 본 적이 없다고? 그것도 정상이야. 그건 네 맘이니까.

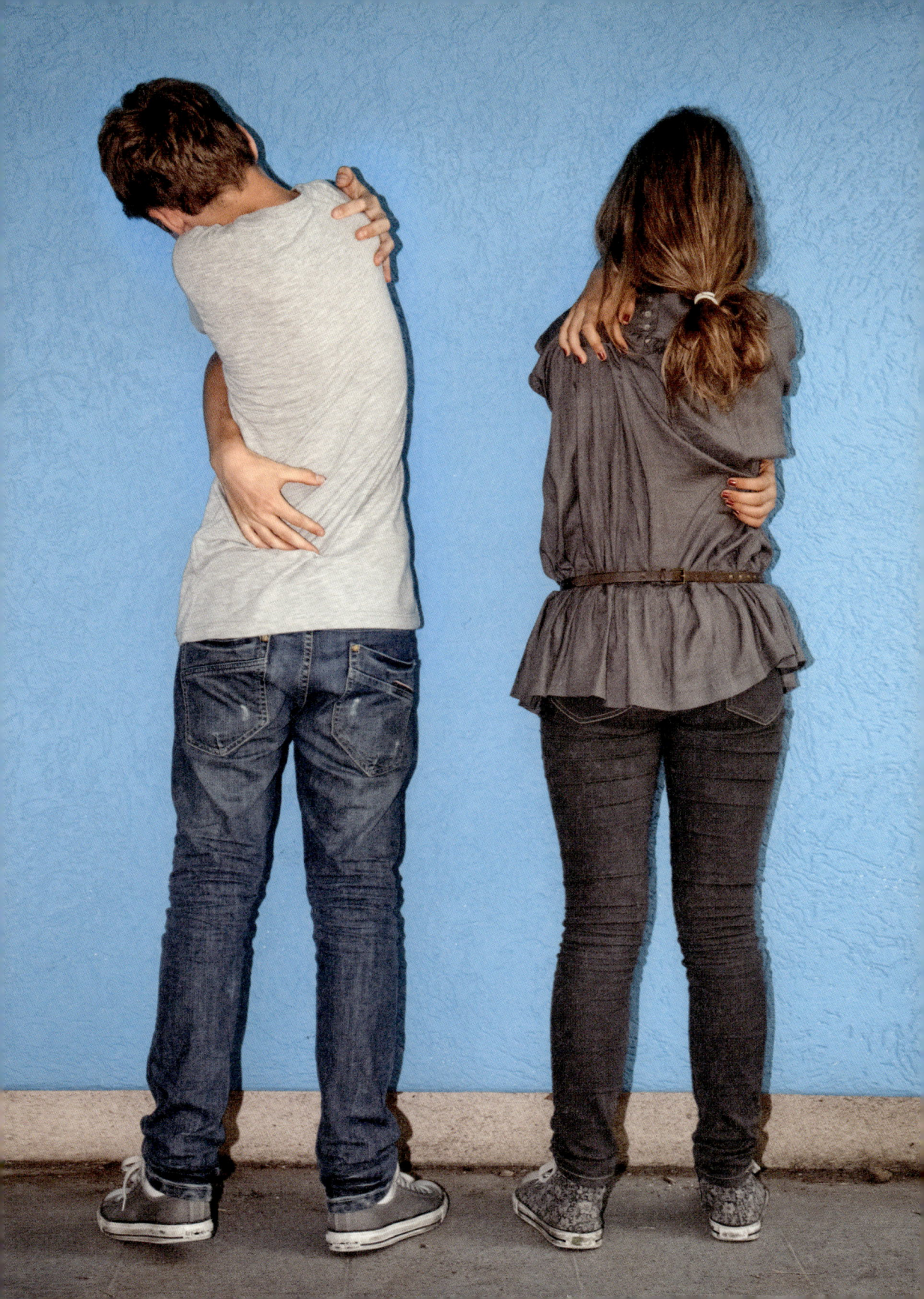

남자들은 흥분하면 성기가 커지는데, 여자들은요?

몸이 근질근질하고 아름다운 감정으로 가득 차면 성기로 혈액이 콸콸 쏟아져 들어와. 그러면 남자들은 음경이 커지고 딱딱해지지. 그 상태가 지속되면 남자는 사정을 하게 돼.

<mark>여자들의 몸에도 변화가 생겨.</mark> 남자들처럼 겉으로 보이지만 않을 뿐이야. 여자들도 몹시 흥분하면 음부의 '음핵'이 강하게 부풀어 올라. 음핵은 보통 클리토리스라고 부르는데, 여자 음부의 앞쪽 끝에 솟은 작은 돌기를 말해. 질도 축축해지지. 어쨌든 남자에 비해 여자의 몸은 <mark>눈에 띄는 변화를 보이지는 않아.</mark>

처녀막이 찢어져도 되나요?

처녀막은 여자의 질 입구에 있는 얇은 근육이야. 있는 사람도 있고, 아예 없는 사람도 있어. 또 사람마다 모양과 크기, 형태도 다 달라.

이것이 찢어지면 우리 몸이 다쳤을 때처럼 선홍색의 피가 나. 피를 흘리는 것도 사람마다 달라. 성관계를 통해서만 찢어진다고 알고 있지만 격렬한 운동을 하다가 찢어지기도 하고 생리 중에 찢어지기도 해. 한 번 찢어지면 다시 생기지는 않아. 하지만 <mark>처녀막이 없다고 해서 임신이나 출산에 특별한 영향이 있는 것은 아니니 걱정 마.</mark>

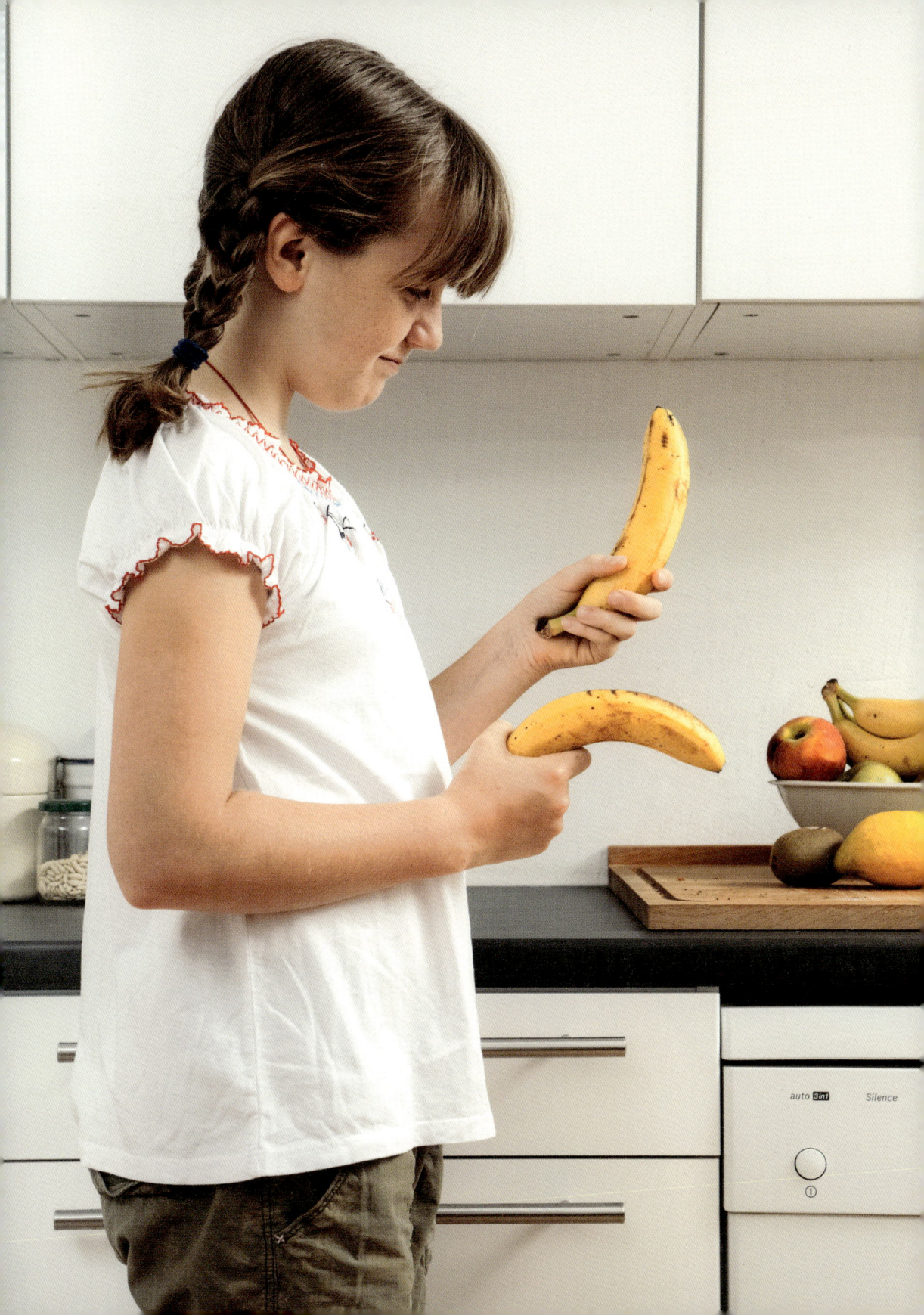

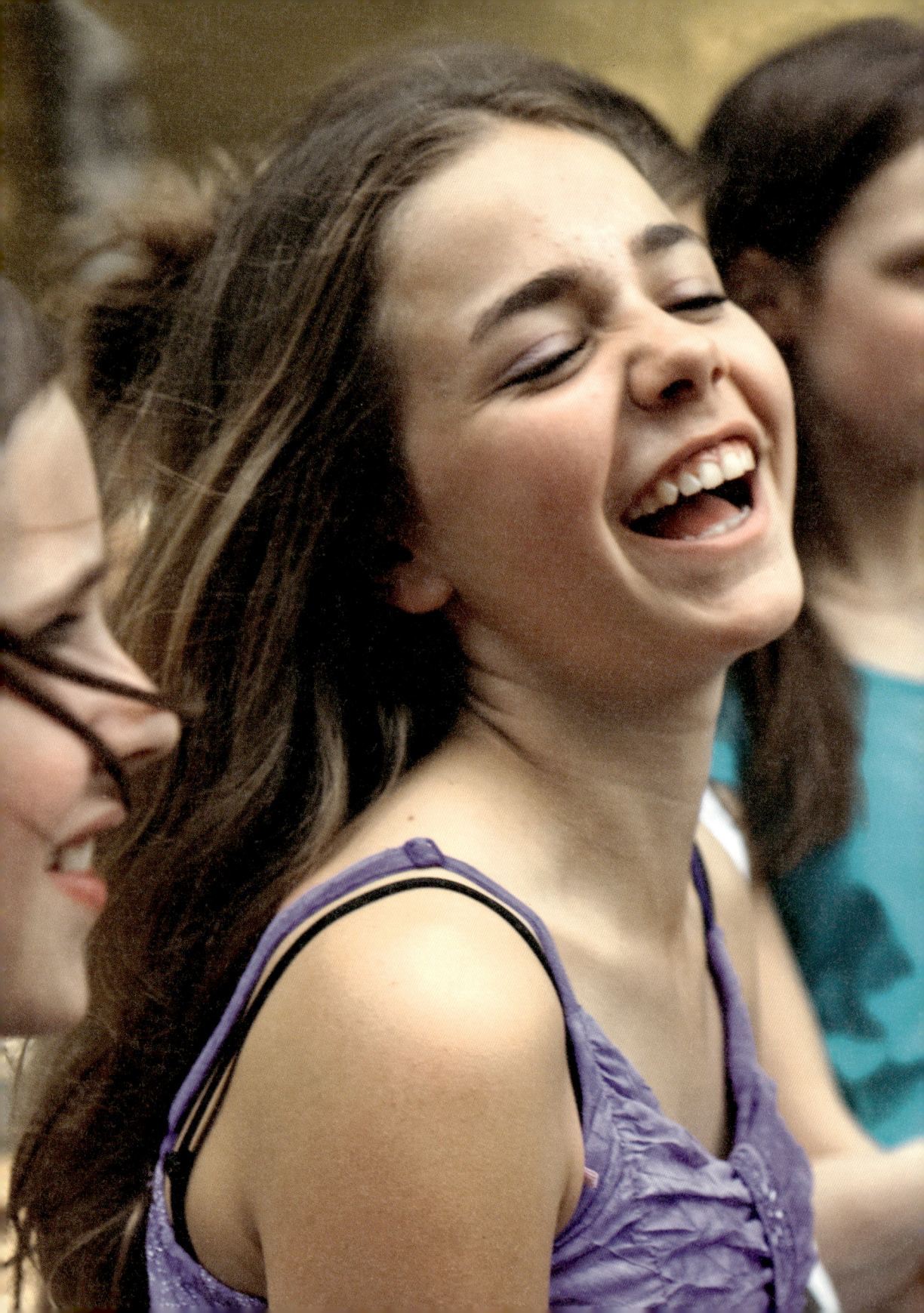

인생에서 최고 좋은 것이 섹스라는 말이 사실이에요?

보노보한테는 분명 맞는 말이야. 이들은 90분마다 섹스를 하거든. 이 유인원들은 섹스를 통해 싸움으로 꼬였던 감정도 풀고, 공동체 정신도 키운대.

우리 인간은 무엇이 인생에서 가장 아름답고 중요한지는 각자가 결정해. 그런데 의견을 모아 보면 타인과의 행복한 관계라고 말하는 사람들이 많아. 그런 관계가 생성되면 몇 가지 이득이 동시에 생기거든. 믿을 수 있는 사람이 생기고, 무엇이든 같이할 사람이 생기고, 외롭지 않고, 또 거기다 아름다운 사랑까지 할 수 있어. 서로 잘 알고 믿고 사랑할 때 가장 아름다운 섹스를 할 수 있으니까.

나이에 따라 인생에서 가장 소중하게 여기는 것도 달라져. 열두 살에게는 믿음직한 친구일 수도 있고, 늘 지켜 주고 응원해 주는 부모일 수도 있어. 하지만 서른 살이 되면 직업을 가장 소중하게 생각하기도 하고, 마흔 살이 되면 바라만 봐도 절로 행복한 미소가 나오는 자식을 가장 소중하게 여기기도 해. 또 취미나 신앙을 그렇게 생각하는 사람들도 있고.

물론 섹스도 중요해. 사람들은 섹스를 통해서 사랑하는 사람과 마음을 확인하고, 자식을 얻으니까. 하지만 섹스를 '세상에서 가장 아름다운 이차적인 문제'라 부르는 데에는 다 그만한 이유가 있지 않겠어?

오르가슴이 뭐예요?

자위나 성관계를 하면서 좋은 느낌을 받을 때 온몸이 근질거리고 찌릿찌릿하다가 한순간에 폭발하면서 머릿속이 하얘지는 상태가 오르가슴이야. 간단하게 말하면 성적인 만족감이라고 할 수 있지. 여자는 클리토리스라 불리는 음핵을 자극하면 느끼고, 남자는 음경의 귀두 부분을 자극하면 느껴.

남자든 여자든 오르가슴을 느낄 때에는 온몸의 근육과 성기의 모든 분비샘들이 오그라들었다 풀어졌다를 반복해. 그러다 몇 초 뒤 긴장이 풀리면서 기분 좋은 느낌이 물결 번지듯 온몸으로 사르르 퍼져 나가지.

상황이나 생각에 따라 느끼고 받아들이는 것이 사람마다 다르듯 오르가슴도 마찬가지야. ==성적 만족감을 느끼기 위해서는 자신이 성에 대해서 어떻게 생각하는지 충분히 살펴보는 것도 필요해.==

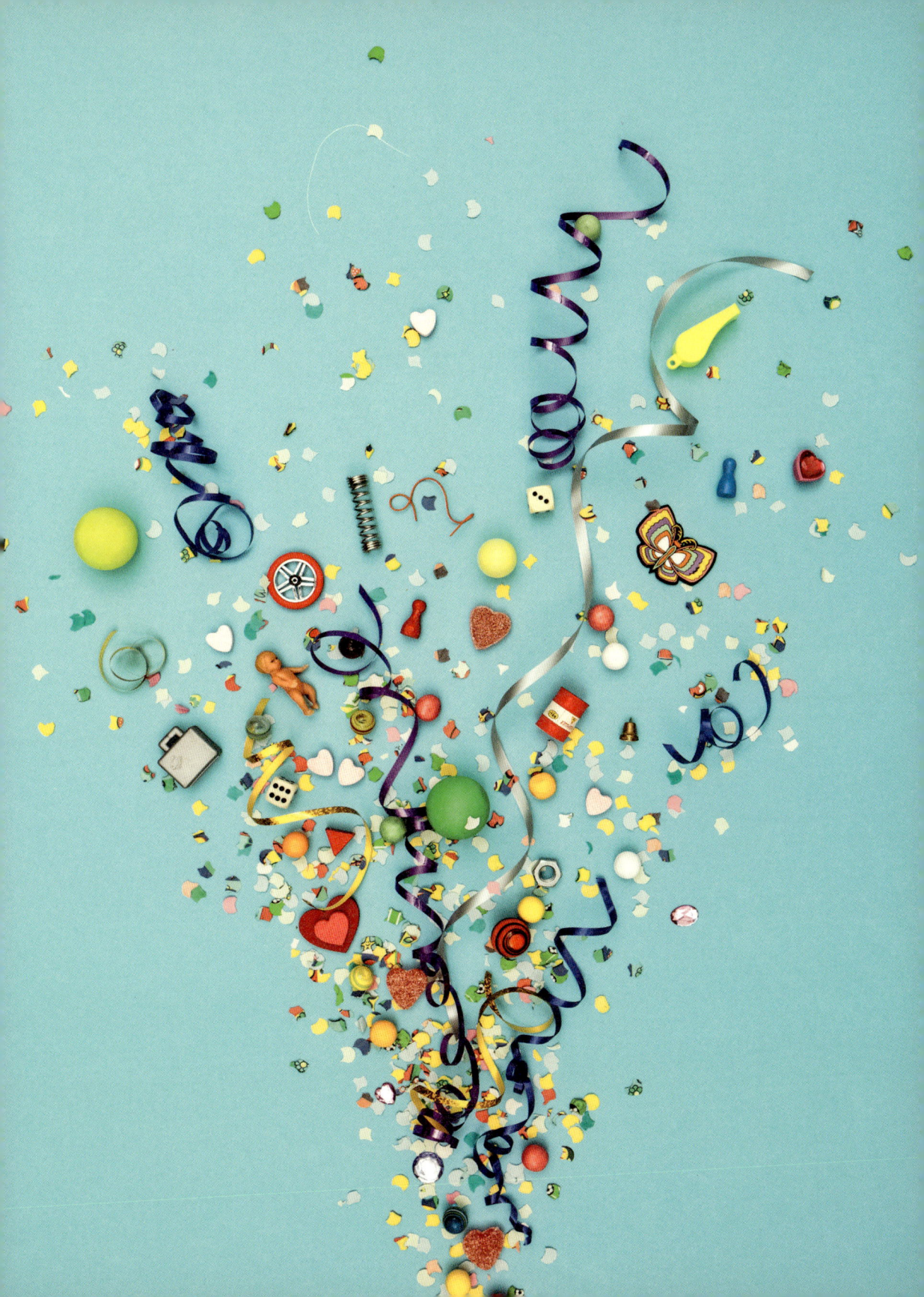

섹스를 하지 않고도 살 수 있어요?

가능해. 인구의 1퍼센트는 섹스에 관심이 없는 무성애자야. 그 사람들은 성욕을 느끼지 못할 뿐 아니라, 심지어 그중에는 남들이 왜 섹스를 즐기며 사는지 도무지 이해하지 못하는 사람들도 있어. 성생활을 하지 않는 사람들 중에는 종교적 이유에서 짧게 혹은 길게 금욕 생활을 하는 이들도 많고, 사랑하는 사람을 잃은 상실감을 극복하지 못해 성관계를 하지 못하는 이들도 있어. ==섹스를 하든 하지 않든, 그건 어디까지나 개인의 취향이기 때문에 그걸 두고 옳다 그르다를 말할 수는 없어.==

타인에게 성적으로 끌리지 않는 것은 별 문제가 아냐. 다만 그 때문에 다른 사람들과 어울리지 못하고 공동체에서 제외되는 것이 문제야. 많은 무성애자들을 괴롭히는 건 자신이 비정상이고 잘못된 인간일지 모른다는 감정이야. 생각해 봐! 성과 열정은 영화에서건 텔레비전에서든, 잡지에서든 성교육 책에서든 가장 많이 다루는 주제야. 그런 상황에서 누군가 자신이 이성에 대해 전혀 관심이 없고, 이성과의 섹스를 지루하다거나 더럽게 느낀다고 고백한다면 사람들과 대화가 잘 통하지 않겠지. 어쨌든 오늘날에는 성적 쾌락과 섹스 없이도 잘 살 수 있고, 잘 살려고 하는 무성애자들이 점점 늘고 있어.

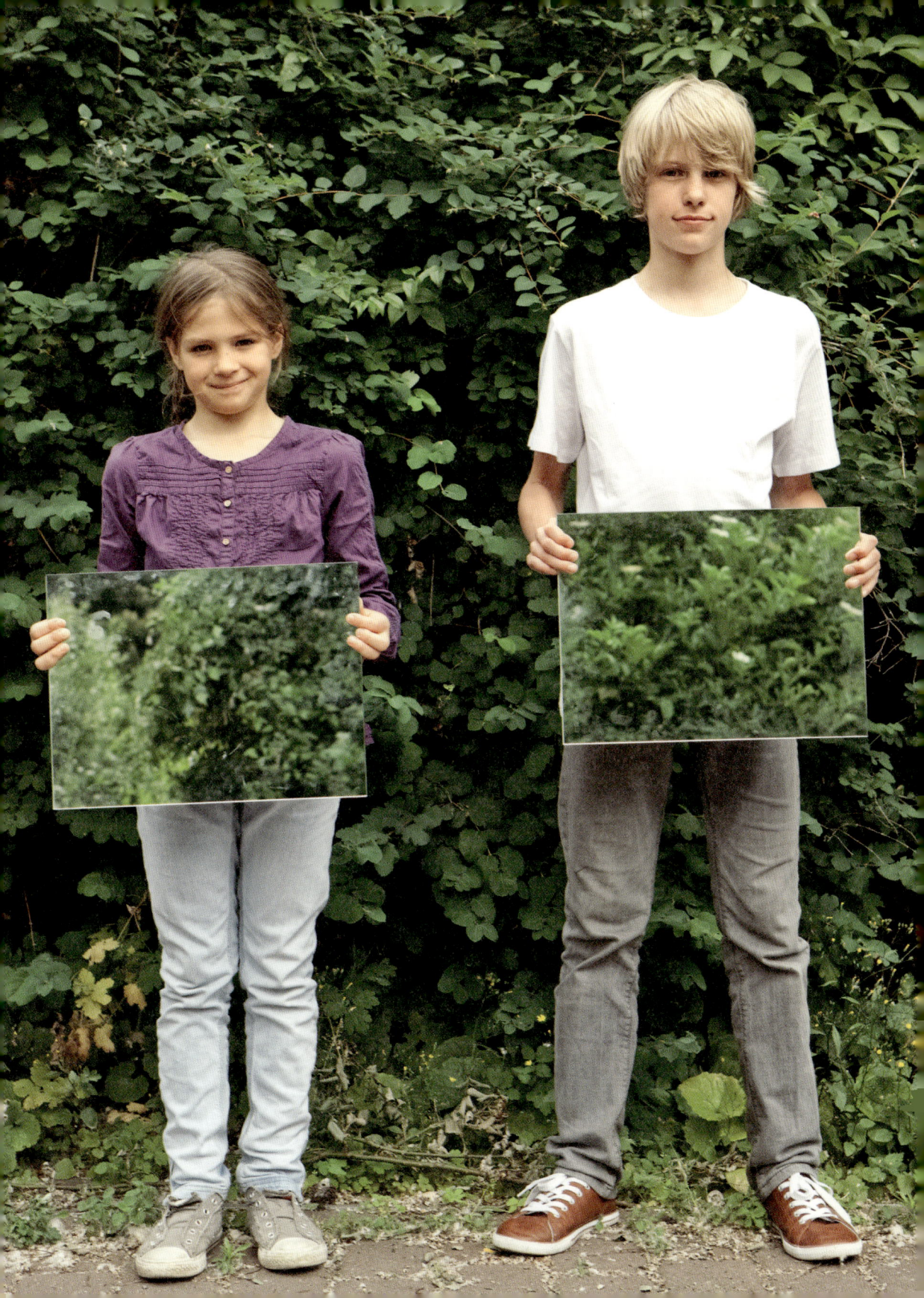

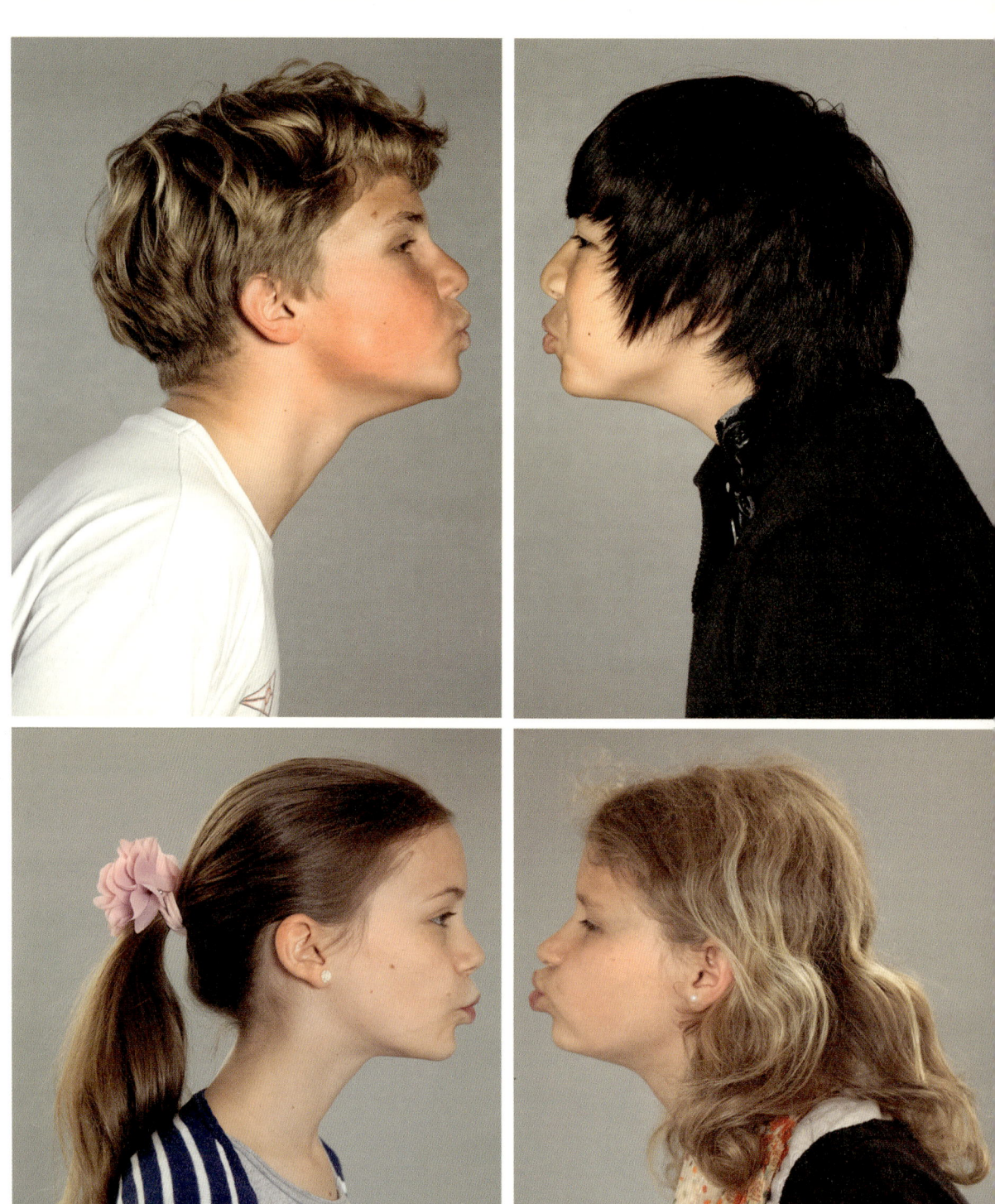

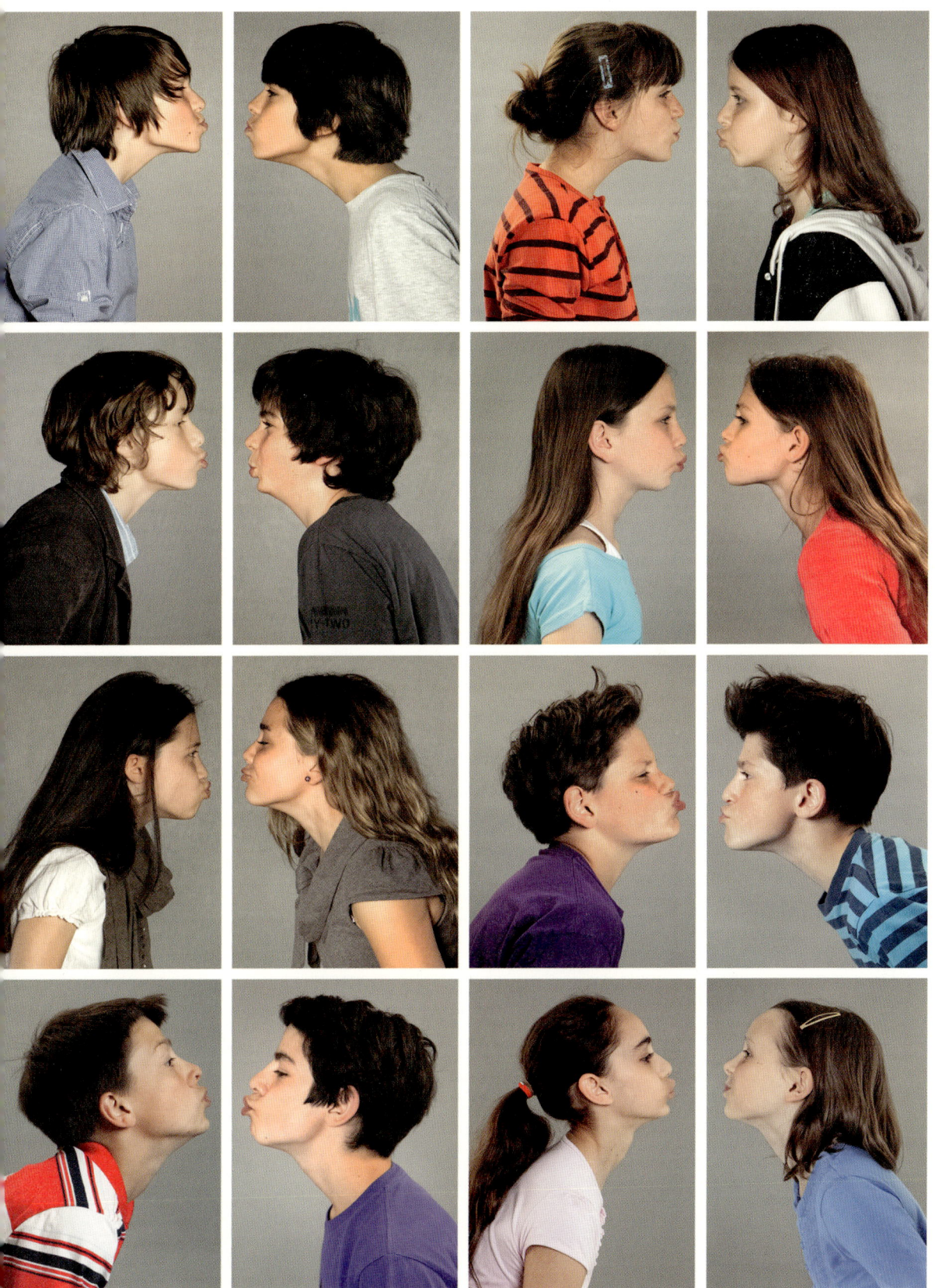

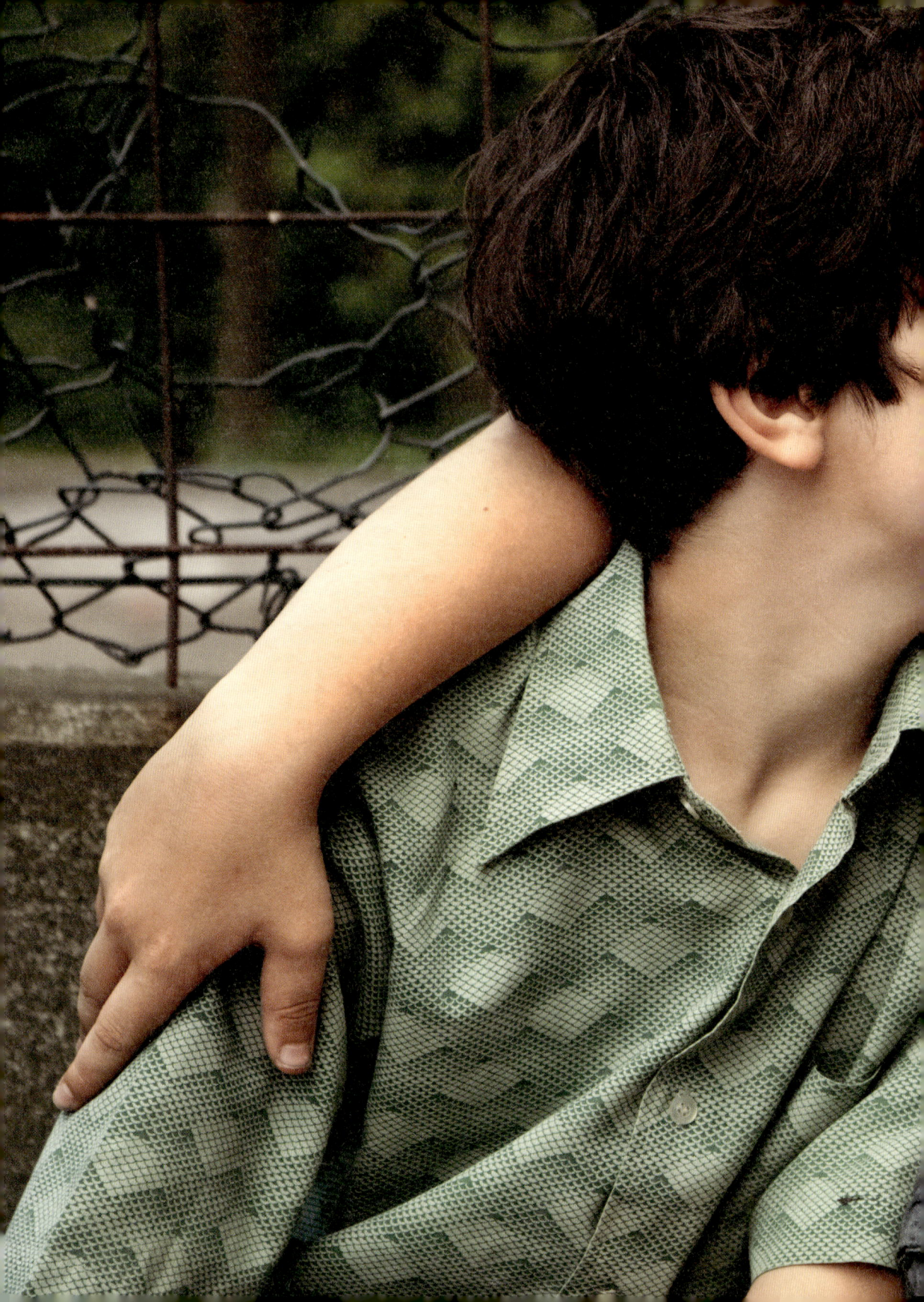

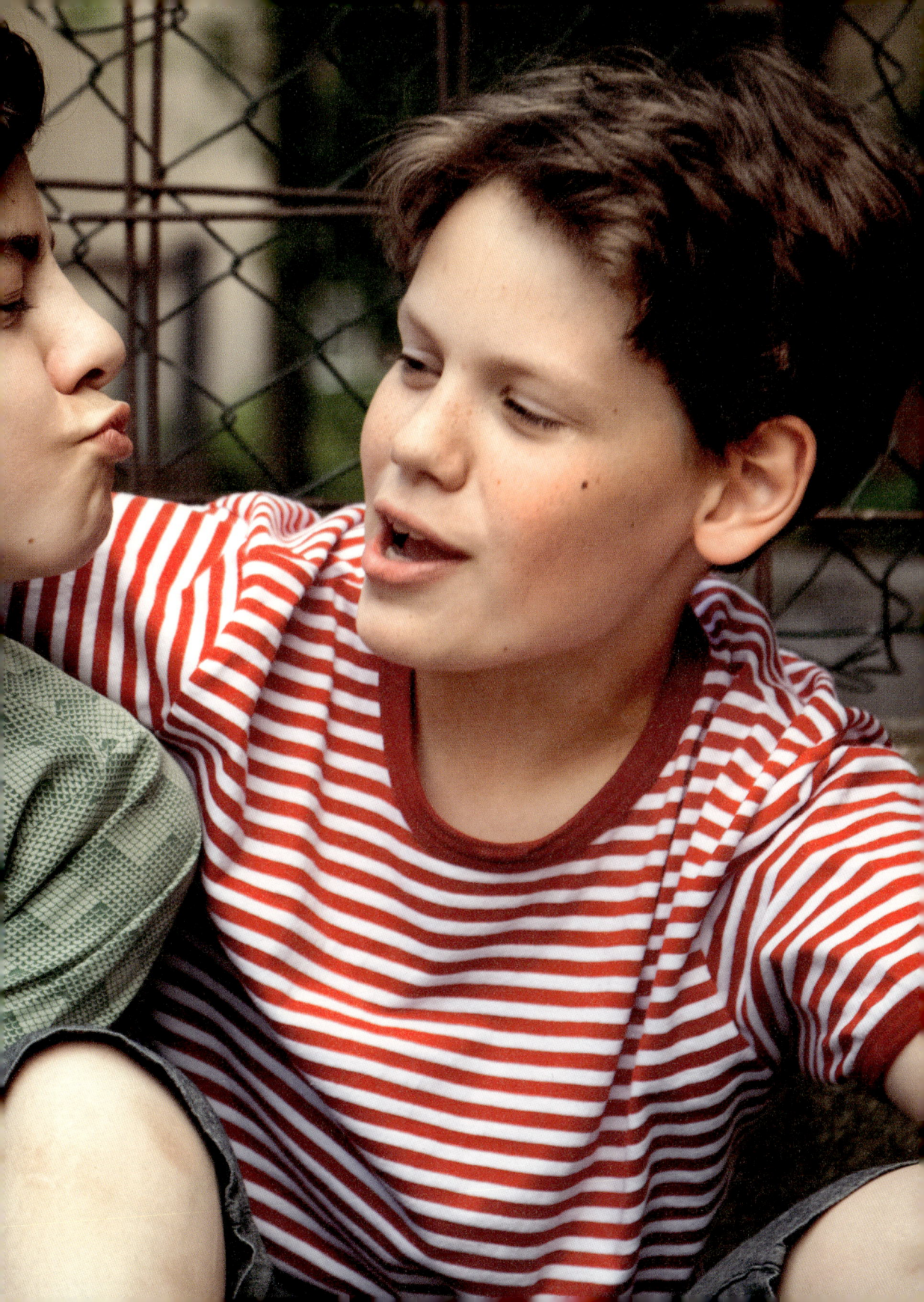

어떻게 동성애자가 돼요?

연구에 따르면 한 인간이 나중에 여자를 좋아할지 남자를 좋아할지는 엄마 뱃속에 있을 때 결정된다고 해. 하지만 살아가다 보면 성적 성향이 바뀌기도 해. 누군가는 일찍 알아채고 누군가는 늦게 깨닫지만, 대부분 사춘기가 끝나갈 무렵이면 분명히 드러나지.

돌고래나 원숭이들은 동성애 성향을 보여. 이외에도 가끔, 혹은 평생 동성애 관계를 맺으며 살아가는 동물들도 있지. 그렇다면 인간이라고 그런 동물들과 달라야 할 이유가 있을까?

==네가 누구를 사랑하든 그건 알아서 할 일이야. 스스로를 게이나 레즈비언으로 부르는 것도 네 자신이 결정할 문제고. 그 사실을 남에게 알릴지 말지도 마찬가지야.== 자신의 성적 성향을 남들에게 공개하는 것을 '커밍아웃'이라고 해.

한때는 남자가 좋다가 한때는 여자에게 빠지기도 해. 그러니 네 성향을 너무 서둘러 단정 짓지는 마. 동성을 한 번 좋아했다고 해서 자신을 게이나 레즈비언, 혹은 양성애자로 규정지어서는 안 돼. 사춘기 시절에는 동성 친구에게 끌리는 경우가 종종 있거든.

우리가 생각하는 '남자답다', '여자답다'는 기준에 맞지 않는다고 해서 자신의 성적 성향도 그렇지 않을까 의심하는 것도 쓸데없는 걱정이야.

성병은 어떻게 걸려요?

성병은 사람과 사람 사이에서 성적인 접촉, 그러니까 성관계를 통해 전파되는 병이야. 임질, 매독, 에이즈 등이 있어.

특히 에이즈, 후천성면역결핍증은 에이즈 감염자와 콘돔 없이 성관계를 했을 때, 감염자가 사용한 주사나 주사바늘을 같이 사용했을 때, 감염된 혈액을 수혈 받았을 때 걸려. 또 에이즈에 감염된 여자가 임신을 하거나 젖을 먹였을 때는 아기에게 감염된단다.

에이즈에 걸리면 우리 몸의 면역력이 현저히 떨어져 다른 질병과 종양이 생기고, 심해지면 죽음에 이르게 되지. 완치는 불가능하지만 치료제는 있어. 신약 개발도 계속 진행 중이고.

그래도 성관계를 할 때는 항상 콘돔을 사용해야 해. 치료보다 예방이 중요하잖아.

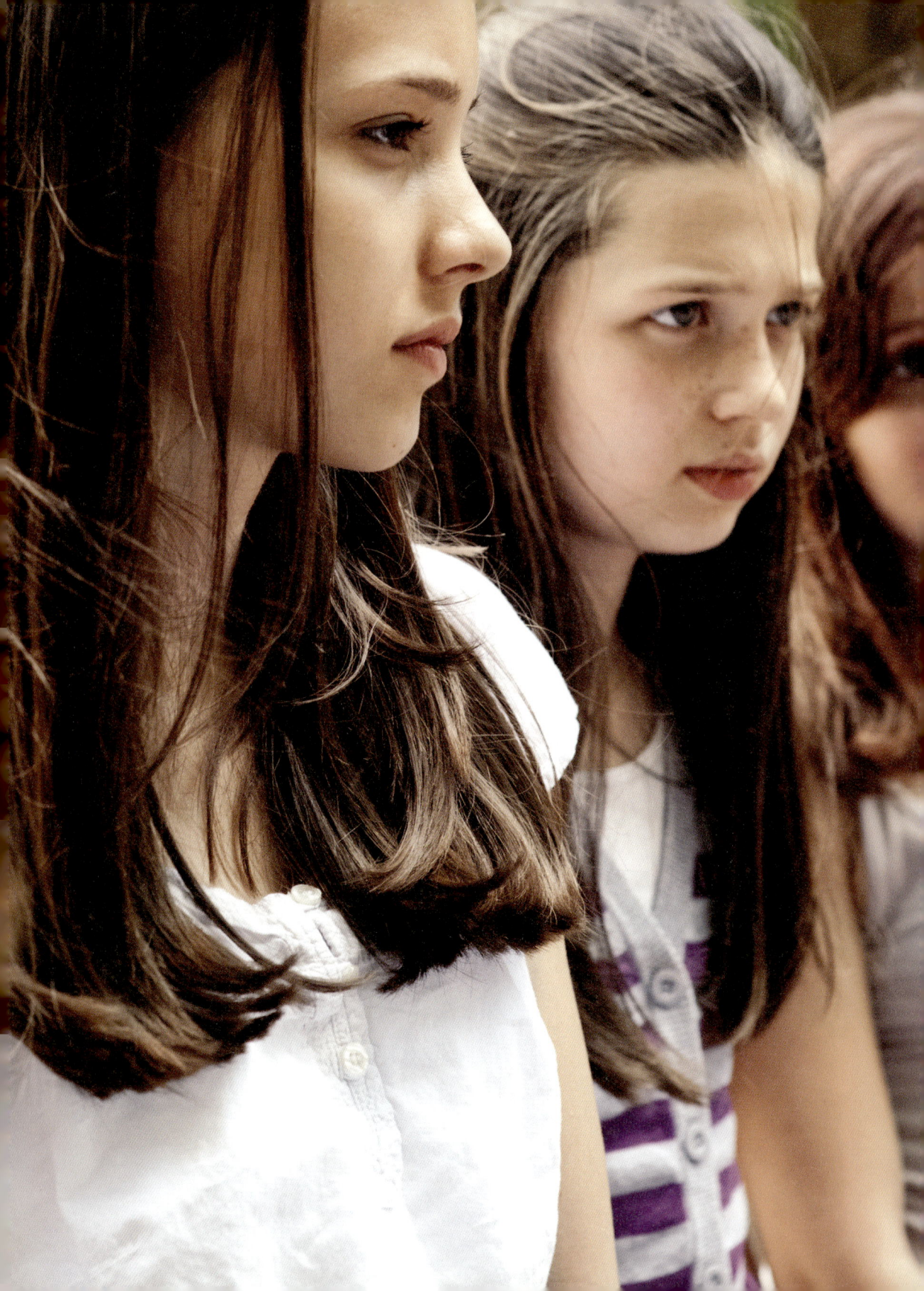

누가 허락 없이 내 가슴을 만졌다면 성폭행인가요, 성추행인가요?

성추행이나 성폭행, 성희롱의 의미를 모두 가지고 있는 말이 성폭력이야. 친구나 친척 혹은 낯선 사람이 허락 없이 또는 내 의사와는 상관없이 내 몸을 만지거나 자신의 성기를 내보이는 일, 혹은 화장실을 엿보고 치마를 들치는 일도 모두 성폭력에 해당되지. 이건 남자든 여자든 상관없이 해당돼.

이런 일이 일어났을 때는 싫다는 나의 기분을 큰 소리로 당당하게 상대방에게 말하고 그 자리를 피해. 그러고는 주위 어른들에게 도움을 요청하거나 부모님에게 있었던 일을 정확하게 말씀드리는 것이 좋아. 부모님에게 말씀드리기가 곤란하면 117 성폭력 피해 신고 상담 센터나 자신이 사는 지역의 청소년성문화센터에 상담을 요청해도 좋아.

특히 성폭행을 당했을 때는 몸을 씻지 않은 채로 병원으로 가. 너에게 피해를 입힌 사람의 음모나 입고 있었던 옷 등 증거가 될 만한 것을 잘 보관해 둬야 해. 다친 부위 사진을 찍어 놓고, 상대의 특징이나 생김새, 당시 상황을 구체적으로 써 두면 나중에 큰 도움이 된단다.

성폭력은 네가 원해서 일어난 것도 아니고, 네 책임도 아니야. 그저 사고가 일어난 것이지. 힘든 일을 경험했지만 너는 변한 것이 없고, 여전히 소중하고 귀한 존재야. 앞으로 같은 일이 반복되지 않도록 하는 것이 더 중요하지.

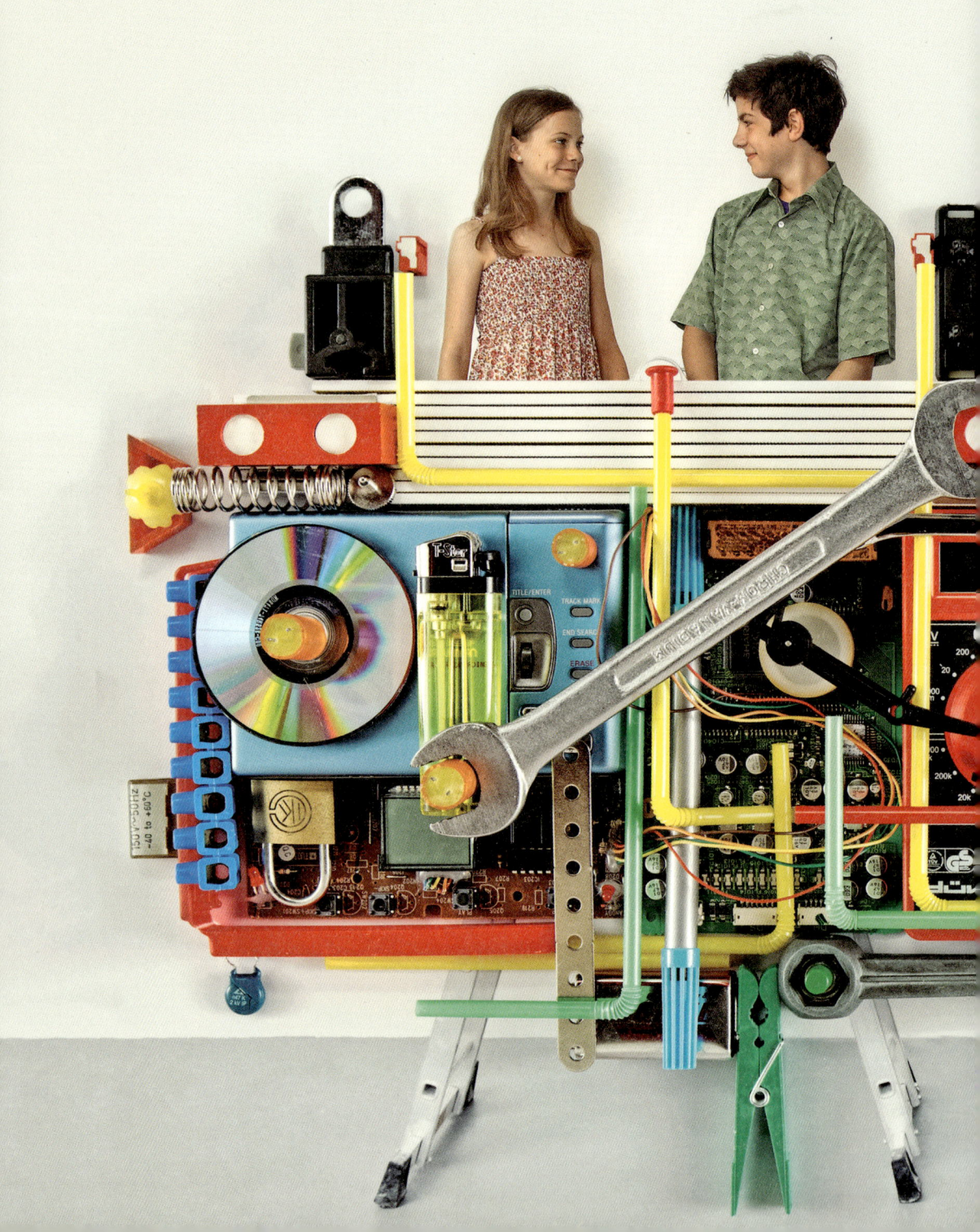

임신과 출산

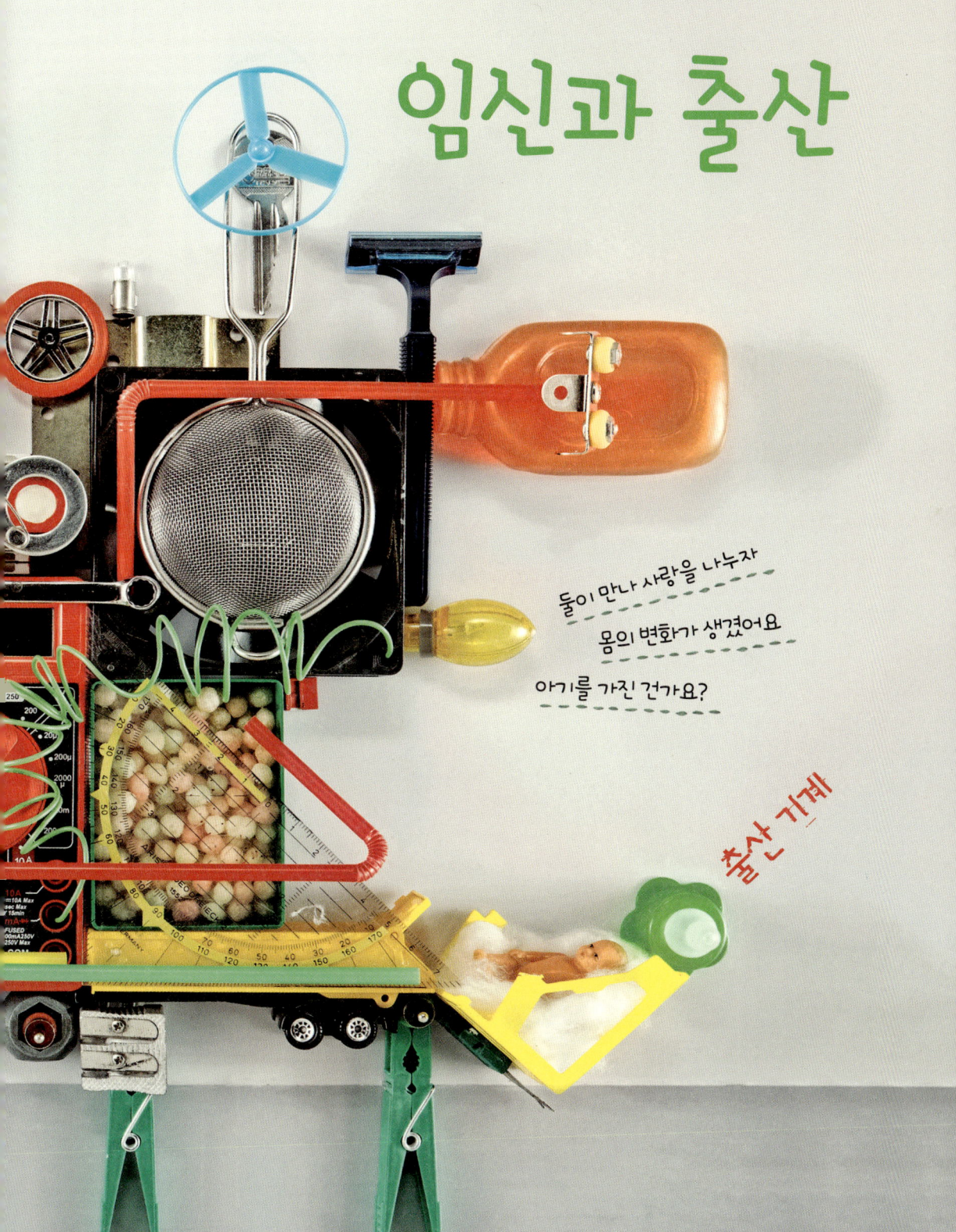

둘이 만나 사랑을 나누자
몸의 변화가 생겼어요
아기를 가진 건가요?

출산 기계

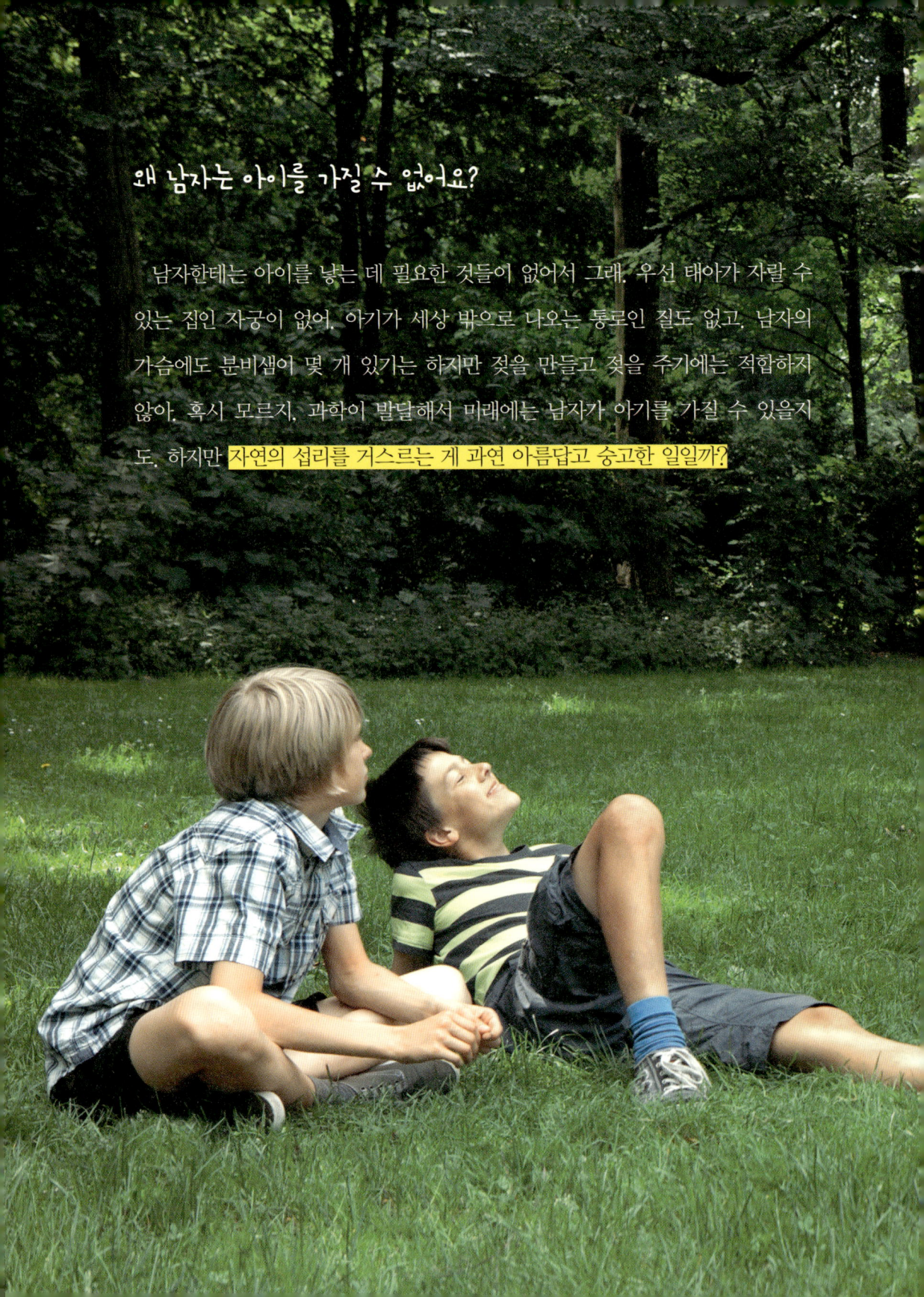

왜 남자는 아이를 가질 수 없어요?

남자한테는 아이를 낳는 데 필요한 것들이 없어서 그래. 우선 태아가 자랄 수 있는 집인 자궁이 없어. 아기가 세상 밖으로 나오는 통로인 질도 없고, 남자의 가슴에도 분비샘이 몇 개 있기는 하지만 젖을 만들고 젖을 주기에는 적합하지 않아. 혹시 모르지, 과학이 발달해서 미래에는 남자가 아기를 가질 수 있을지도. 하지만 자연의 섭리를 거스르는 게 과연 아름답고 숭고한 일일까?

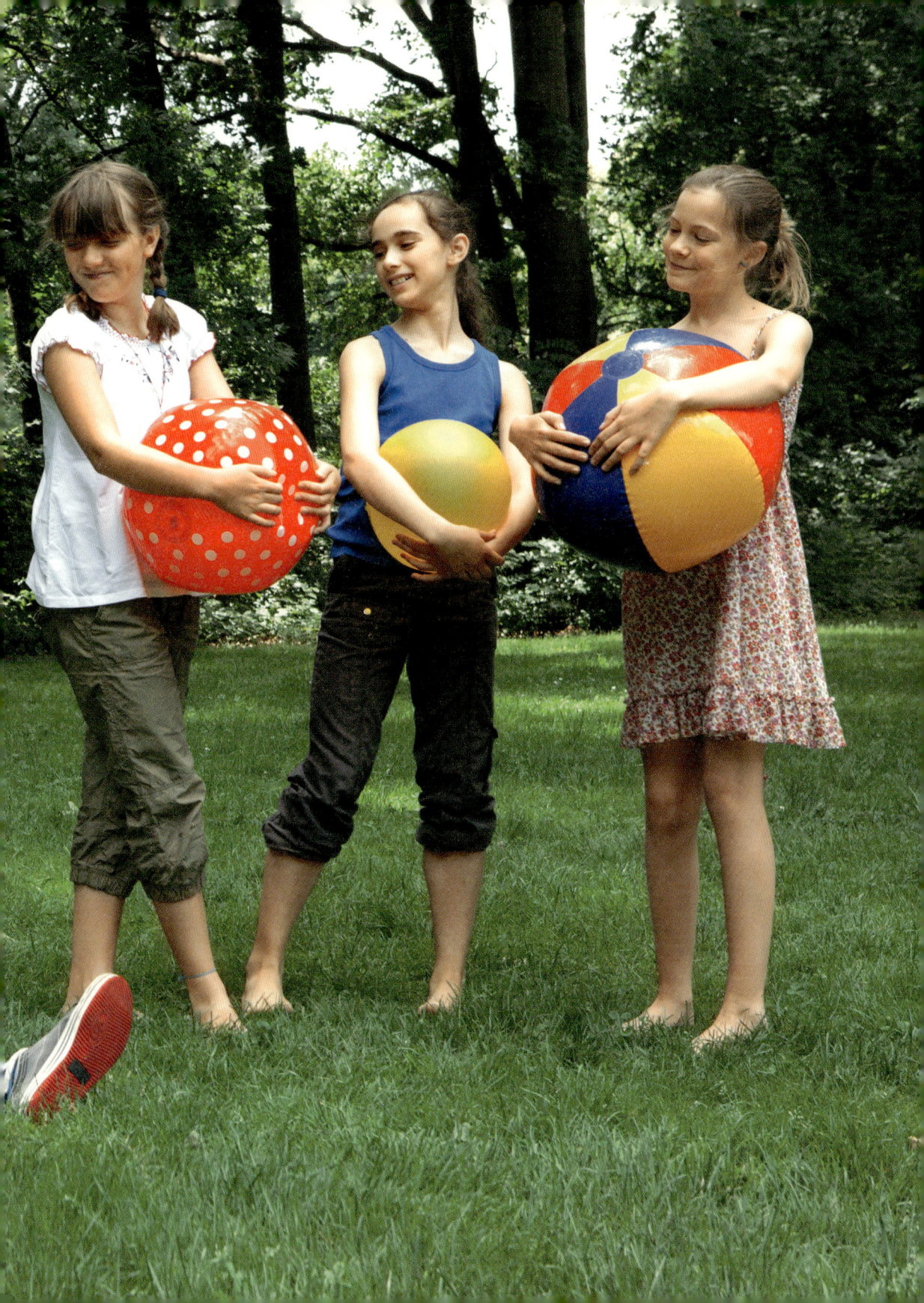

아기는 왜 엄마 배 속에 열 달 있어야 해요?

열 달은 아기가 세상 밖으로 나올 준비를 하는 데 딱 적당한 시간이야. 그 사이에 세상에서 살아가는 데 필요한 최소한의 것들이 다 만들어지거든. 그런데 몇 년 전부터는 임신 기간을 열 달이라고 하지 않고 아홉 달이라고 해. 수정은 대개 배란이 시작되는 생리 주기 중간쯤에 이루어지지만, 난자와 정자가 수정한 날을 정확히 알 수 없어서 대개 마지막 생리 첫째 날부터를 임신 기간으로 잡으면 열 달이지만, 실제 수정부터 출산까지는 아홉 달 열흘이지.

배 속에서 아기가 자라는 걸 보면 정말 신기해! 처음 몇 주 동안 아주 쪼그맣던 수정란이 석 달 만에 초소형 인간으로 변해. 임신 5주쯤이면 심장이 뛰기 시작하고, 12주에는 신체 내 모든 기관이 생기고 팔다리도 뚜렷이 보여. 이제 태아는 그 상태로 계속 자라기만 하면 돼. 아직은 바깥세상에서 살아갈 능력이 안 되거든. 폐도 완전히 발달하지 못했고, 피부도 너무 얇아. 그런데 오늘날에는 의학이 상당히 발달해서 여섯 달이나 일곱 달 만에 태어난 아기도 충분히 살릴 수 있어.

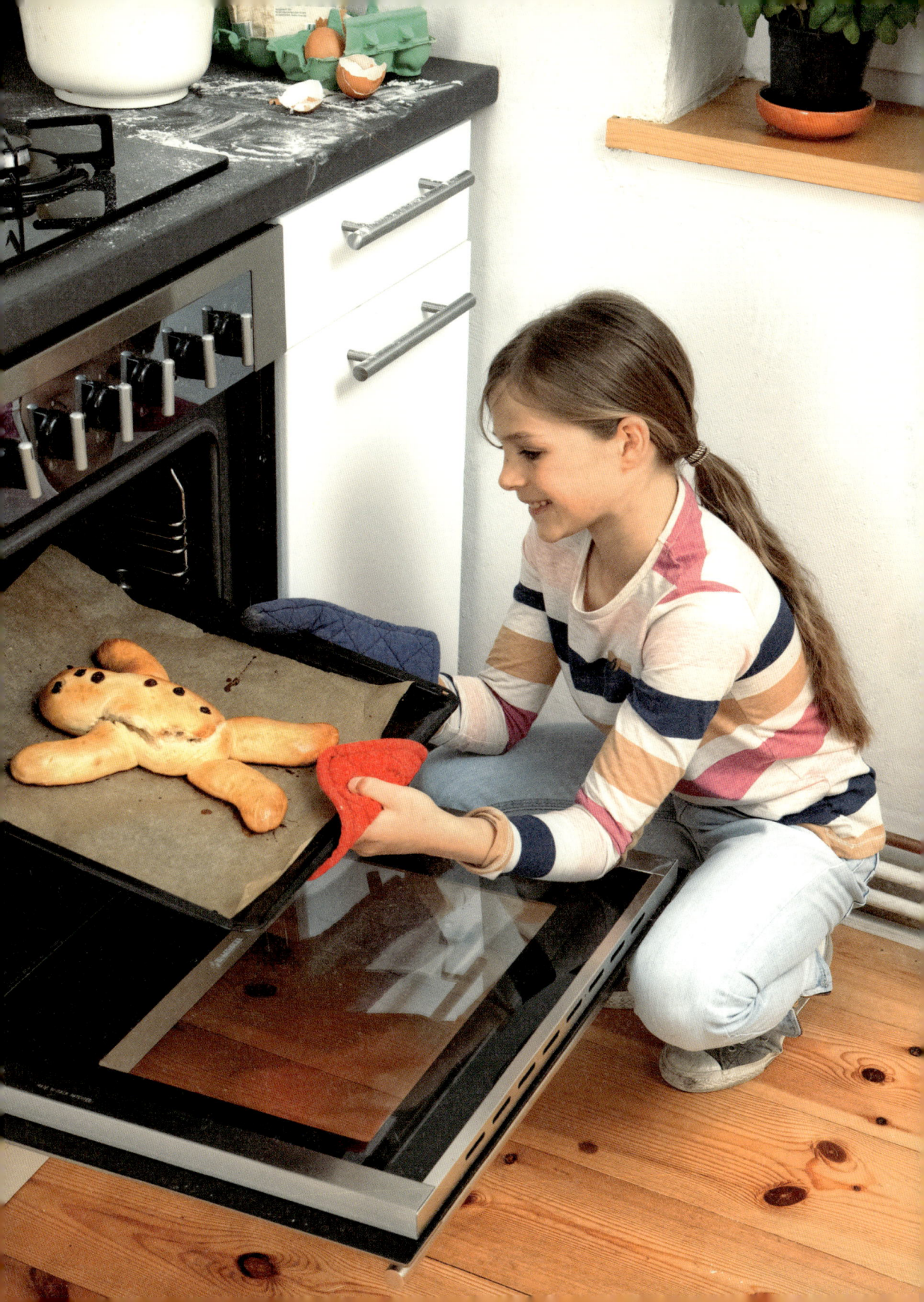

여자는 언제 임신할 수 있어요?

첫 생리를 했다는 것은 보통 성적으로 성숙했다는 것을 의미하기 때문에, 생리를 시작하면 누구나 임신할 수 있어. 물론 생리가 시작되어도 매달 규칙적으로 배란이 되기까지는 좀 더 시간이 걸리는 경우도 있지. 하지만 그건 누구도 정확히 알 수 없어. 또한 첫 생리가 시작되지 않았다고 해서 무조건 안심해서도 안 돼. 하필 지금 네 속에서 난자가 처음으로 자라고 있을지도 모르니까!

임신이 되는 기간을 '가임 기간'이라고 해. 임신을 하려면 제일 먼저 배란이 되어야 해. 난소에서 난자가 나오는 것을 배란이라고 하는데, 보통 다음 생리 예정일 14일 전에 되지. 난자가 몸속에서 살 수 있는 기간은 배란된 뒤로부터 24시간이야. 정자가 여자 몸속에 들어가서 살 수 있는 기간은 72시간 정도고. 정리하자면 ==배란 예정일 3~4일 전후가 가임기야.==

한번 계산해 볼까? 지난 달 생리를 시작한 날짜가 1월 15일이고 생리 주기가 30일이라고 했을 때, 다음 생리 예정일은 2월 15일이야. 그로부터 14일 전인 2월 1일이 배란일이지. 그러면 가임 기간은 1월 29일부터 2월 4일까지란다.

하지만 생리가 불규칙적인 경우는 가임기를 예상하기 어려워. 생리 주기가 규칙적이라는 것은 적어도 6개월 이상 같은 주기로 생리를 하는 경우를 말하거든.

난자는 때가 되면 바닥이 나요?

여자들은 태어날 때부터 약 백만 개의 난자를 가지고 태어나. 사춘기 때는 30만 개로 줄어들고. 생리가 시작되면 난자는 매달 스무 개까지 성숙하는데, 그중에서 최상으로 발달한 난자만 배출돼. 여자들은 첫 생리에서 폐경기까지 400~500번 정도 배란을 해. 대개 폐경기가 찾아오는 쉰 살쯤 되면 난자는 모두 쓰고 바닥이 나.

정액을 먹어도 임신이 돼요?

정액을 삼켜도 임신은 되지 않아. 임신이 되려면 정액이 여자의 질을 통해 들어가는 방법밖에 없어. 가끔 임신을 피하려고 질 바깥에 사정하는 일도 있지만, 그럴 경우에도 뒤처리를 깨끗이 해야 돼. 그렇지 않으면 손이나 다른 경로를 통해 정액이 질 속으로 들어갈 수 있거든.

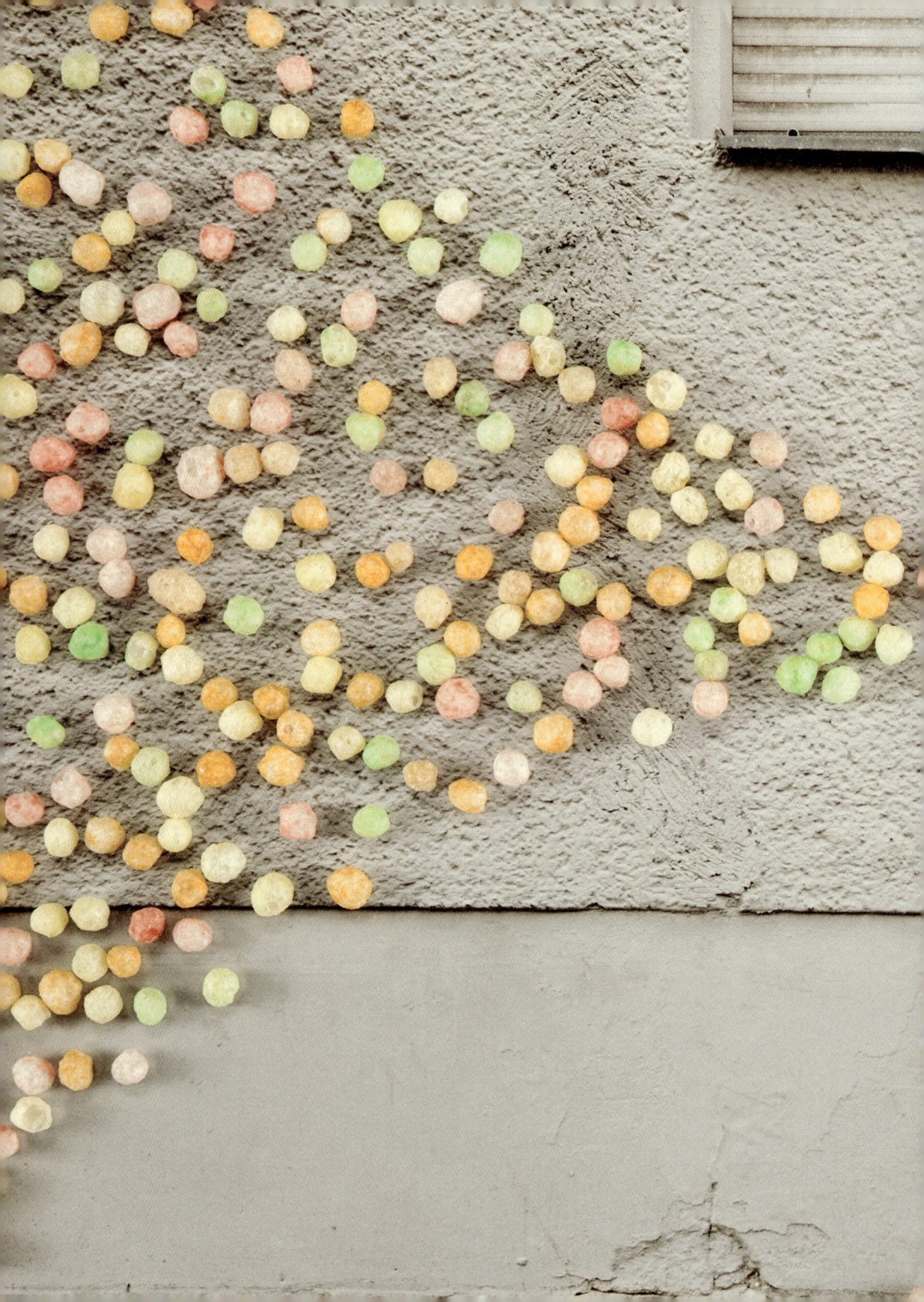

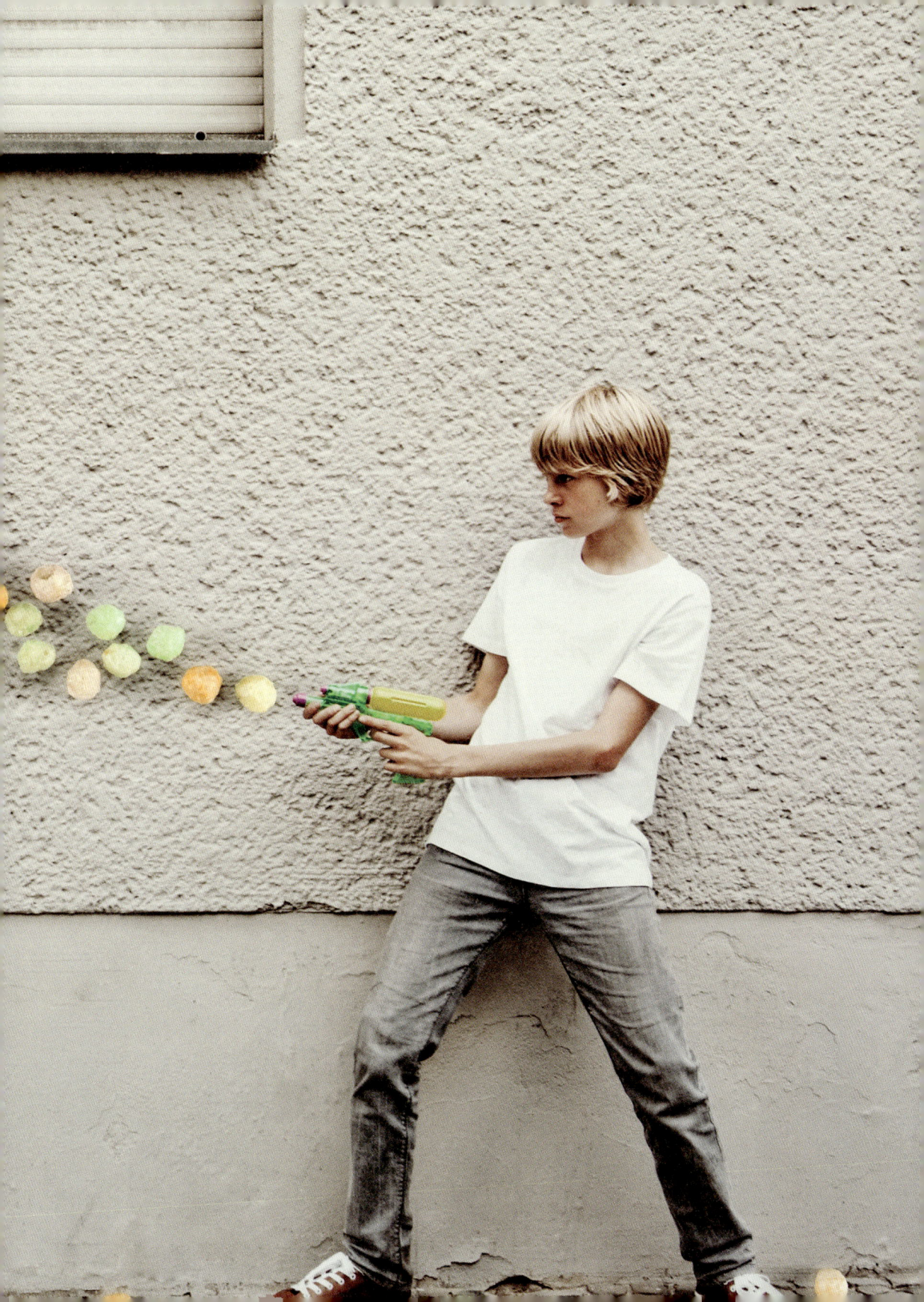

한 번 사정할 때 정자는 왜 수천만 마리씩 필요해요?

난자로 가는 길이 험난해서 그래. 여자의 질 점막은 손님들에게 별로 친절하지 못해. 정자를 침입자로 여기고 몰아내려고 하거든. 특히 자궁 입구의 점액은 특히 끈끈해서 튼튼한 정자들만이 들어갈 수 있지.

하지만 자궁 안도 곳곳이 가시밭길이야. 여기저기가 막다른 골목인데다가 자궁 속을 끝까지 헤엄쳐 지나가야 해. 게다가 자궁을 건너도 난관 두 개 중에서 하나를 선택해야 해. 둘 중 하나에만 난자가 있거든. 어디에 있을까? 운에 맡기는 수밖에!

결국 마지막까지 험난한 길을 뚫고 난자의 얼굴을 보는 정자는 9억 마리 중에 500마리 정도밖에 안 돼. 하지만 이게 끝이 아냐. 난자의 벽을 뚫고 들어가야 하는 마지막 관문이 남아 있거든. 그러나 많은 녀석들이 이미 녹초가 되어 그럴 힘이 없어. 그중에서 ==마지막 힘을 모아 난자를 뚫고 들어가는 녀석이 목에 금메달을 걸지.==

어떻게 임신한 것을 알아요?

임신을 하면 제일 먼저 착상 혈이 보여. 착상 혈은 성관계를 하고 일주일 정도 뒤에 나오는 아주 적은 양의 피를 말하지. 하지만 이건 누구나 있는 것은 아니라서 임신을 확인하기는 힘들어.

가장 확실한 증상으로는 생리가 없어져. 그리고 감기처럼 약한 열이 있고, 춥거나 피곤하고, 속이 더부룩하고 메슥거리기도 하지.

임신을 확인할 수 있는 방법은 약국에서 파는 임신 진단 시약이야. 임신을 하면 우리 몸에서 '융모성생식선자극호르몬'이 나오고 이것이 소변으로 나와. 아침 첫 소변을 진단기에 담고 두 줄이 나온다면 임신일 가능성이 높아. 하지만 가장 정확한 것은 산부인과 병원에 가서 초음파 검사로 확인을 받는 거야.

임신을 하면 어떡해요?

어린 나이에 임신을 한다면 당장은 두렵고 힘들어서 망설여질 거야. 하지만 **부모님에게 사실대로 이야기하는 것이 중요해.** 말하지 않고 속으로만 끙끙 앓는 것은 마음의 고통만 더 키울 뿐이야. 야단맞고 싸울 수도 있겠지만, 그래도 세상에서 너를 가장 잘 이해해 줄 사람이 엄마 아빠 아니겠니? 부모님은 너에게 무슨 일이 일어났는지 알아야 돼. **어떤 결정이 내려지든 항상 네 편에 설 사람이 부모님이란 걸 잊지 마.**

그리고 부모님과 함께 산부인과 병원에 가서 확인을 받도록 해. 임신이 확인되면 미혼모 상담 센터에 가서 전문적인 상담을 받아보면 좋아. 그곳에 있는 경험 많은 선생님들이 불안한 너의 몸과 마음을 위해 어떤 결정이 가장 바람직한지 조언해 줄 거야. 아이를 낳아야 할지, 임신 중절을 고려해야 할지 말이야.

임신 중절 수술은 본인이나 부모님이 원한다고 하는 것이 아니라 병원에서 진료 뒤에 결정할 수 있어. 더구나 우리나라에서는 성폭력 피해자, 산모의 생명에 위협이 있는 경우, 유전적 정신장애나 신체 질환, 전염성 질환이 있는 경우를 제외한 임신 중절 수술은 불법이야.

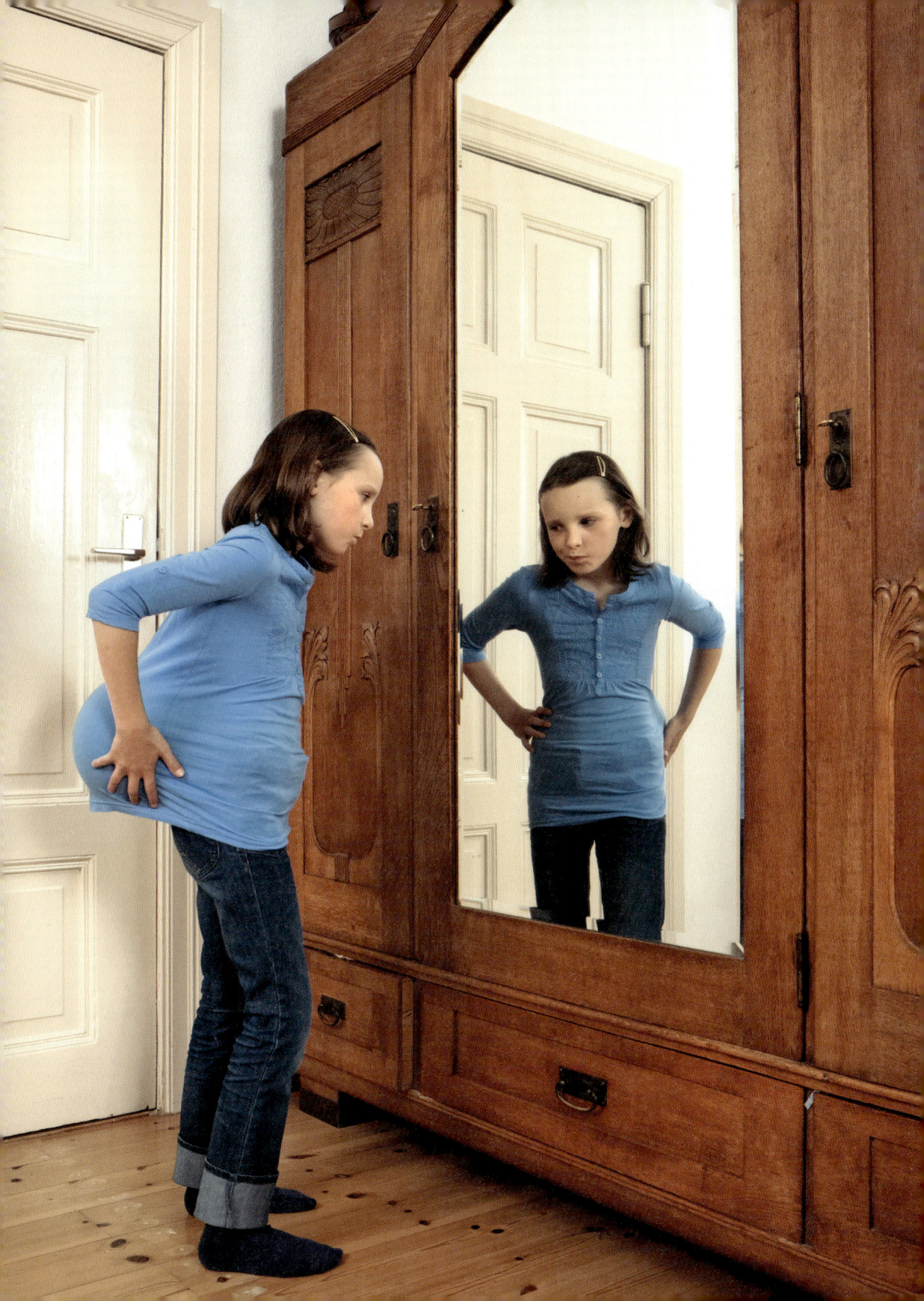

아기를 낳을 때 많이 아파요?

응. 많이 아파. 혹시 생리통을 겪어 본 적이 있니? 느낌은 생리통과 비슷하지만 그보다는 훨씬 더 아파. 근육이 천천히 강하게 오그라드는 느낌이 들지. 처음에는 통증이 긴 간격으로 찾아오다가 나중에는 짧은 간격으로 물결처럼 찾아오는데, 이걸 '진통'이라고 하지. 임산부는 이 진통의 주기에 호흡을 맞추지. 출산하는 동안 많은 여성들이 스스로에게 이렇게 반복적으로 말해.

"이 통증은 좋은 거야. 우리 아기가 나오고 있다는 증거니까. 이제 조금만 있으면 우리 아기를 품에 안을 수 있어!"

이런 행복한 생각을 하면서 대부분의 여성들은 출산의 진통을 아주 잘 견뎌 내. 물론 고통이 너무 심할 경우에는 마취제를 맞을 수 있어.

아이를 낳아 막 엄마가 된 사람은 고통을 이겨낸 자신과 아기가 정말 자랑스럽게 느껴지고, 그로써 모든 통증과 수고도 금세 잊어버려.

배 속의 아기를 여자나 남자로 결정짓는 것은 뭐예요?

태아의 성을 결정짓는 건 난자의 껍질을 뚫고 들어간 금메달리스트 정자야. 남자와 여자에게는 각각 한 쌍의 성염색체가 있어. 그러니까 여자는 X염색체 한 쌍(XX)을, 남자는 X염색체 하나와 Y염색체 하나(XY)를 갖고 있지. 그런데 각각의 정자에는 남자의 XY 염색체 중 하나만 들어 있어. 그래서 금메달리스트가 X염색체를 가진 정자라면 난자의 X염색체와 결합해서 여자가 되고, Y염색체를 가진 정자라면 난자의 X염색체와 결합해서 남자가 돼.

수정된 지 8~10주 사이에 태아는 엄마의 배 속에서 벌써 작은 차이를 보이기 시작해. 남자애라면 테스토스테론 호르몬이 나오면서 고환과 음경이 만들어져. 경험이 많은 의사라면 임신 12주부터 초음파 영상만 보고도 태아의 성을 구별할 수 있어. 태아가 다리를 포개고 있지만 않다면 말이야.

그런데 많지는 않지만, 출산 뒤에도 여자인지 남자인지 분명히 결정 내릴 수 없는 경우가 있어. 우리는 몸 크기와 생김새를 비롯해 다른 많은 것을 보고 서로를 구별하는데, 그건 성도 마찬가지야. 예를 들어 사람들 중에는 하나의 성염색체만 가진 사람도 있고, 두 개 이상의 성염색체를 가진 사람도 있어. 또한 이르든 늦든, 자신이 몸을 잘못 타고난 것 같은 느낌을 받는 사람들도 있어. 그런 경우 여자임에도 자신을 남자애로 느끼고 남자애가 되고 싶어 하는 여자애들이 있어. 당연히 그 반대의 경우도 있고. 이처럼 자연은 항상 똑같은 것을 만들어 내지 않아.

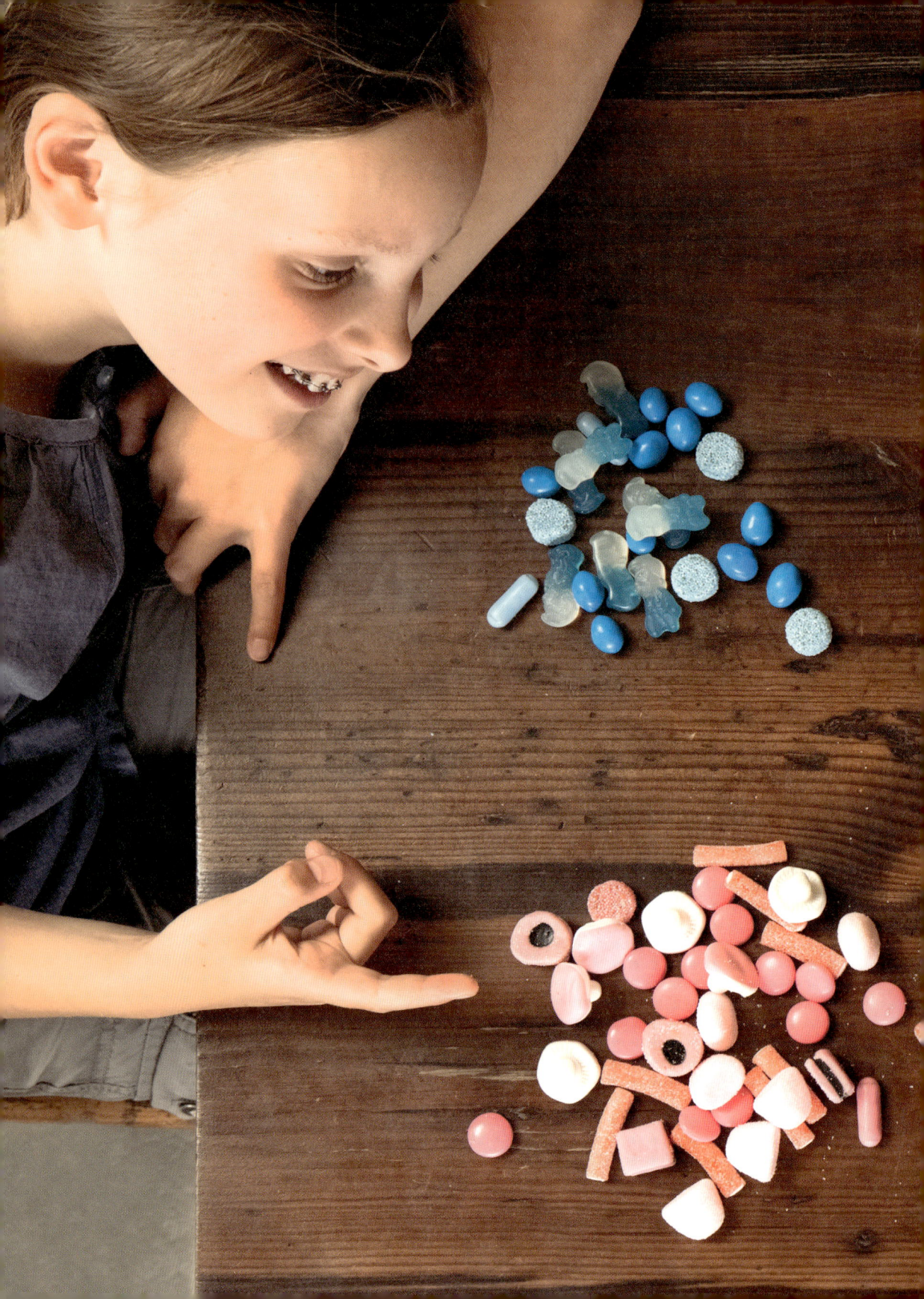

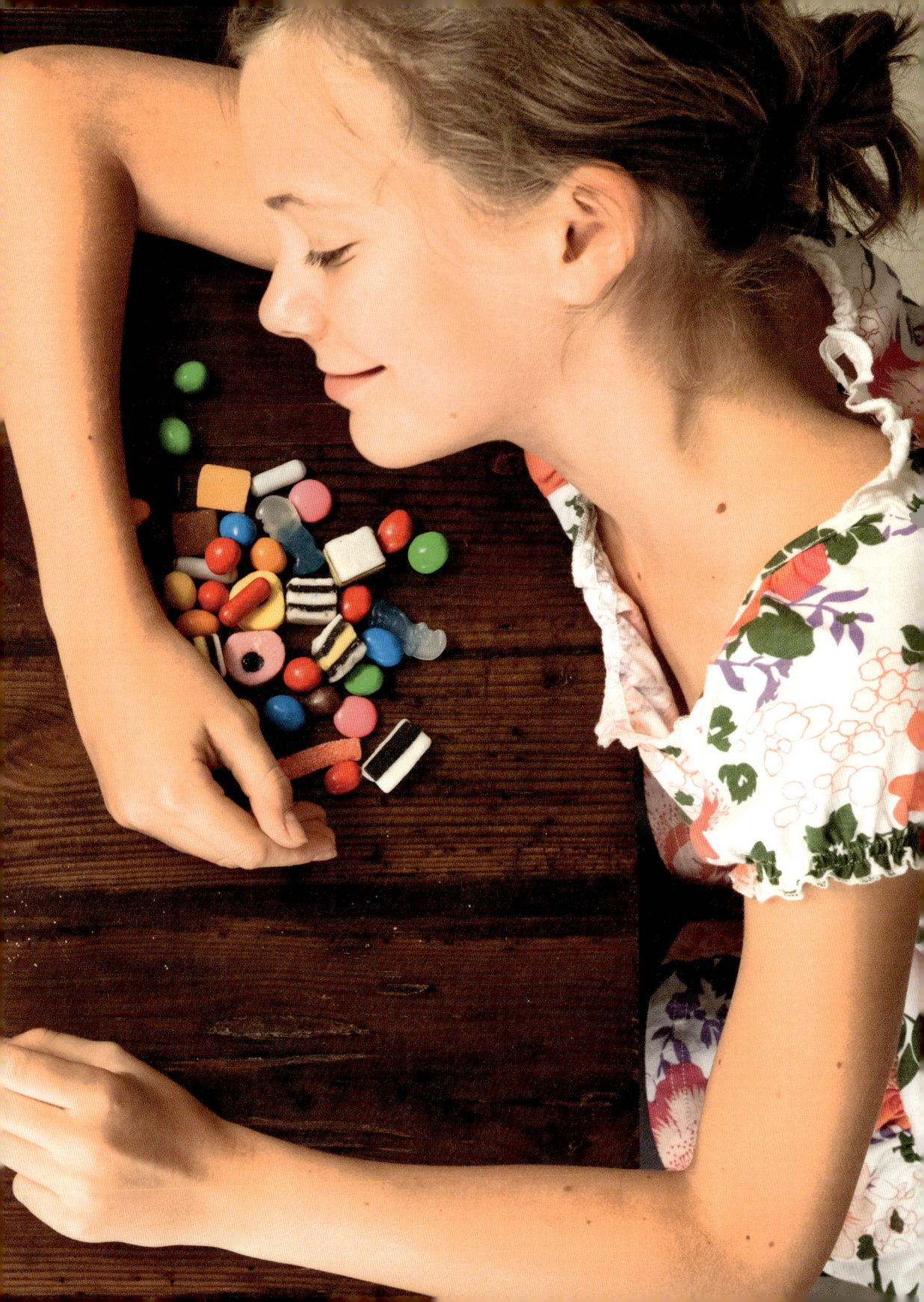

아기는 배 속에서 뭘 해요?

아기가 배 속에서 하는 짓은 많아. 엄마도 그걸 느끼고 밖에서도 보여. 예를 들어 아기가 딸꾹질을 하면 엄마의 배는 움찔해. 아기가 움직이거나 팔다리를 휘저으면 배가 이상한 모양으로 울퉁불퉁해지지. 발로 찬 건지, 주먹을 휘두른 건지, 무릎 킥을 날린 건지는 몰라도 말이야. 요즘은 의학이 발달해서 초음파 검사를 통해 태아의 모습을 쉽게 관찰할 수 있어. 그 외에 아기는 꿈도 꾸고 잠도 자고 오줌도 싼단다.

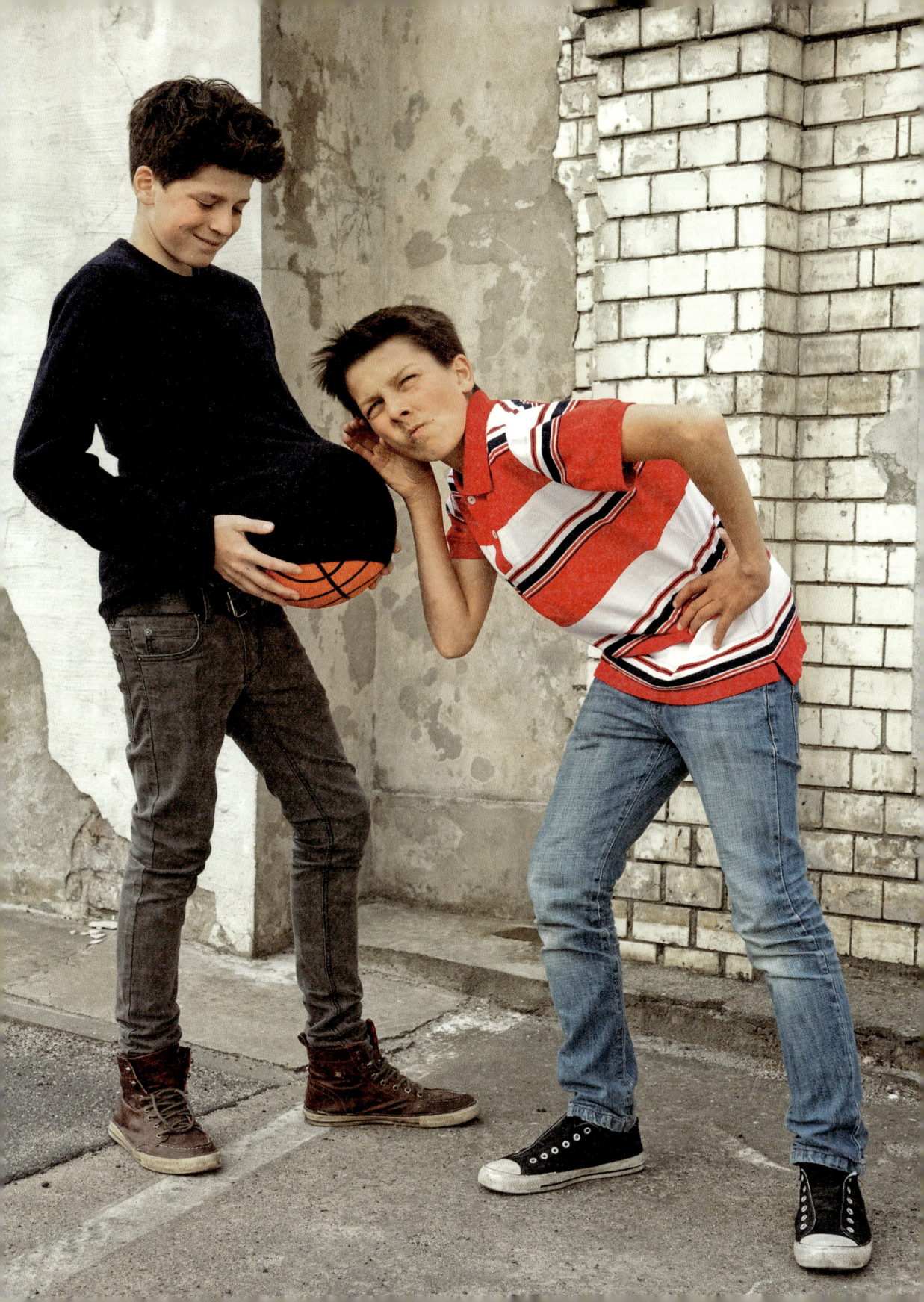

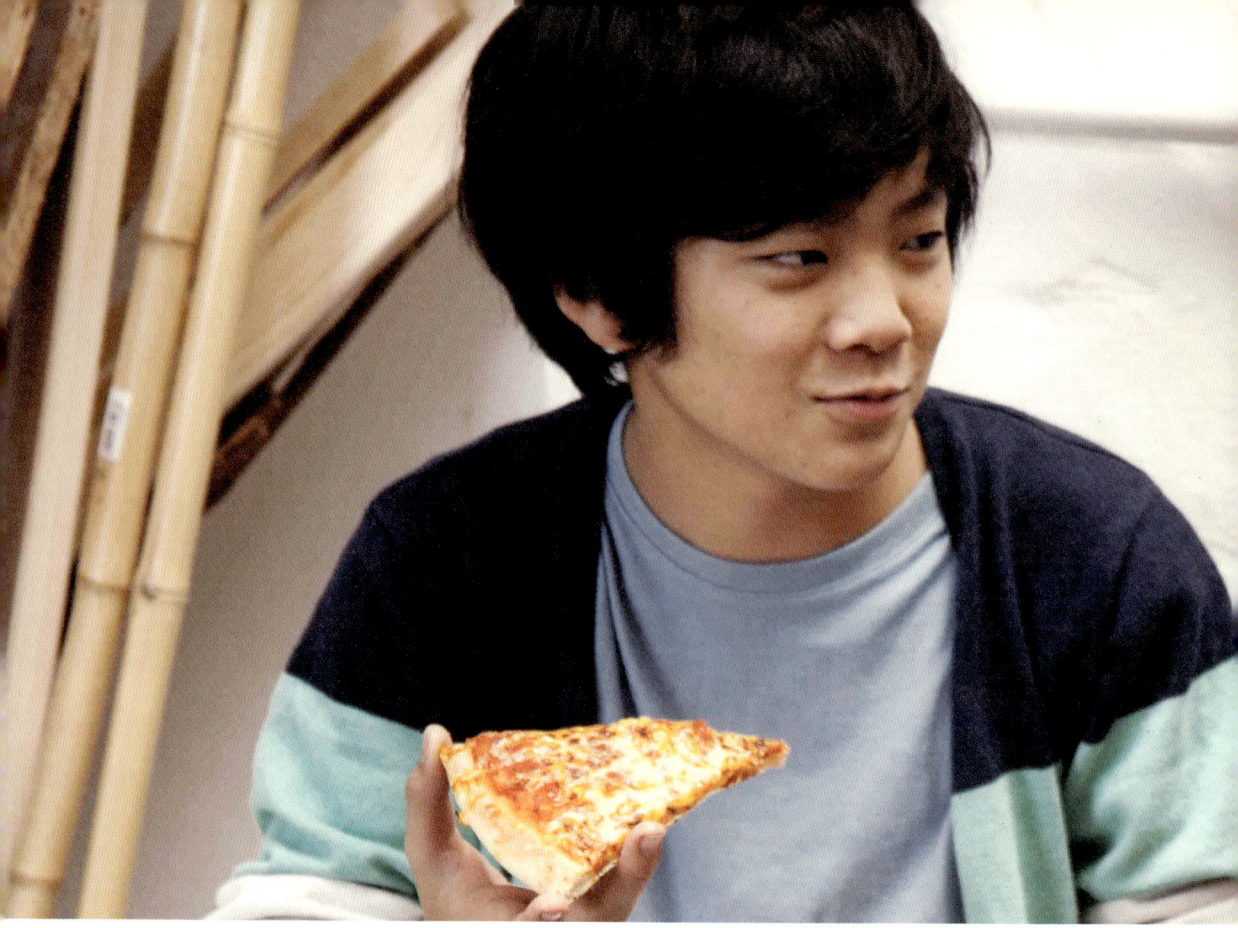

사춘기 다음에는 뭐가 와요?

인생은 계속 흘러가는 거야. 새로운 경험과 체험을 하게 될 수도 있지만, 이전과 크게 다르지 않게 살 수도 있어. 사춘기는 하나의 과정이야. 그것도 아주 자연스러운 과정이지. 사춘기는 하루가 지나면 다음 날이 시작하는 것처럼 그냥 끝나고 없어지는 것이 아니라 흘러가는 삶의 한 부분이야.

사람들은 보통 사춘기를 의식하지 못하고 보내다가 어느 날 갑자기 한층 어른

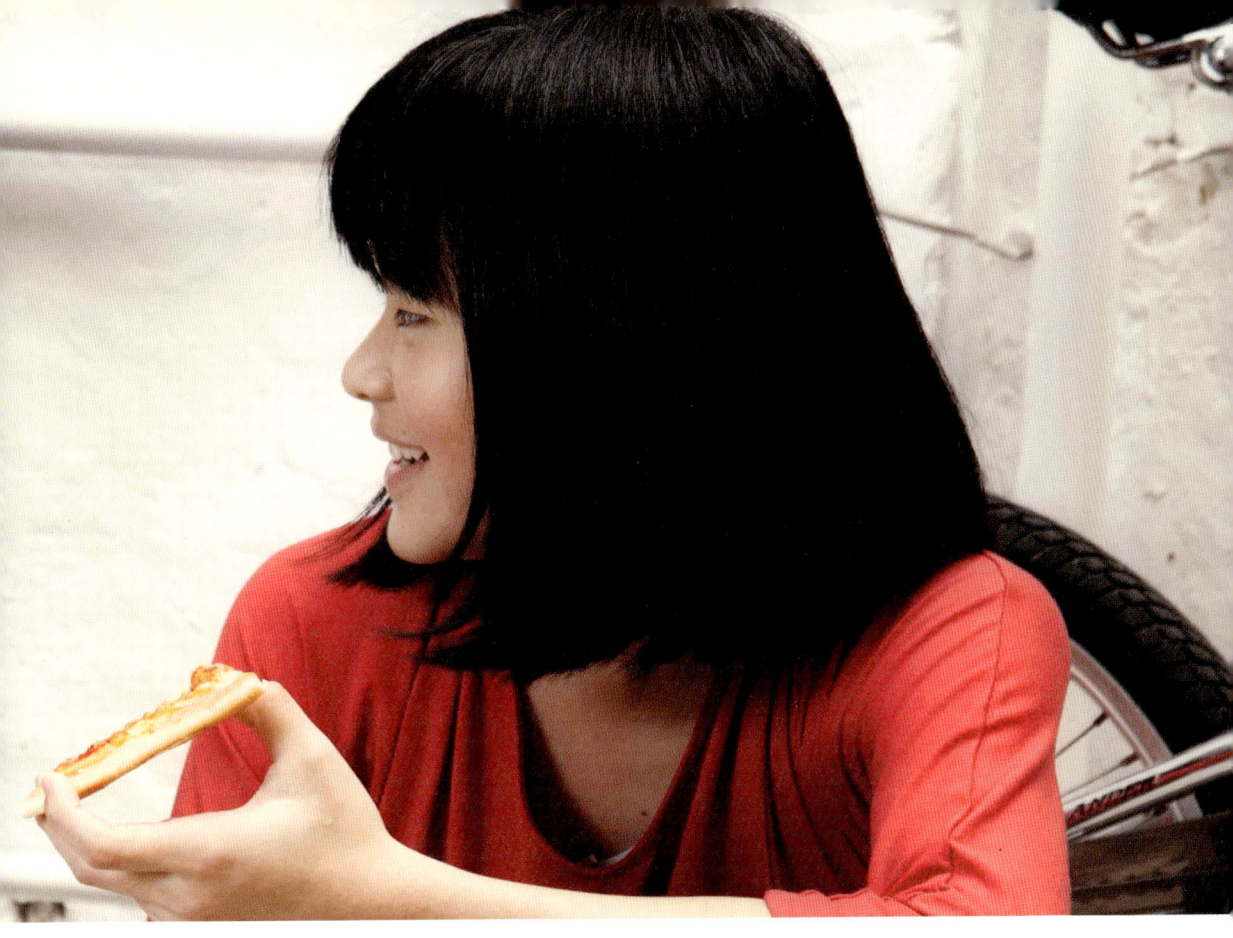

이 된 자신을 발견하게 돼. 그 뒤부터는 새로운 과도기와 과제들이 주어져. 직업을 찾고 결혼을 하는 문제들이 되겠지. 물론 사춘기가 지나도 이상한 행동은 계속 이어지고, 자기 자신에게서 새로운 면을 발견하게 되는 일도 멈추지 않아. 인생이란 게 그래. 사춘기만 그런 게 아니고. 남들도 다 그래.

이렇게 만들어졌어요

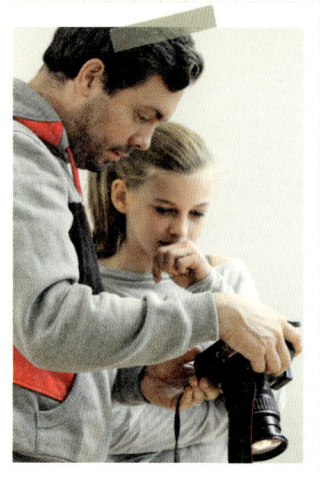

마음에 안 들어요. 다시 찍어 주세요!

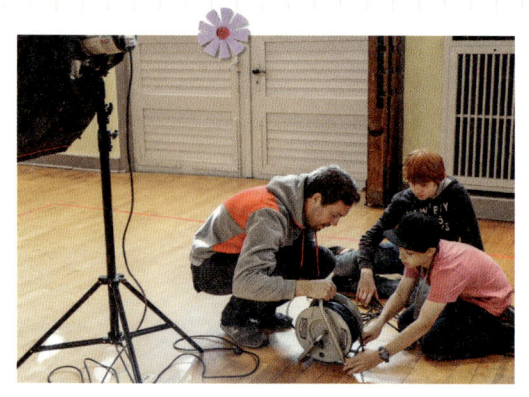

너희는 모델보다는 스태프가 어울리겠다!

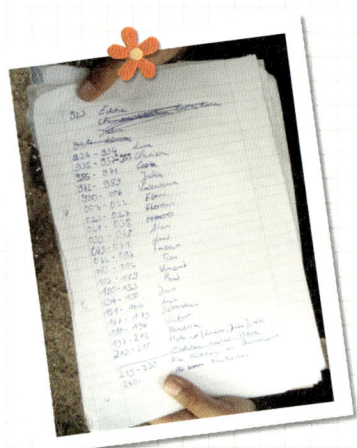

누가 어떤 컷을 찍을까?

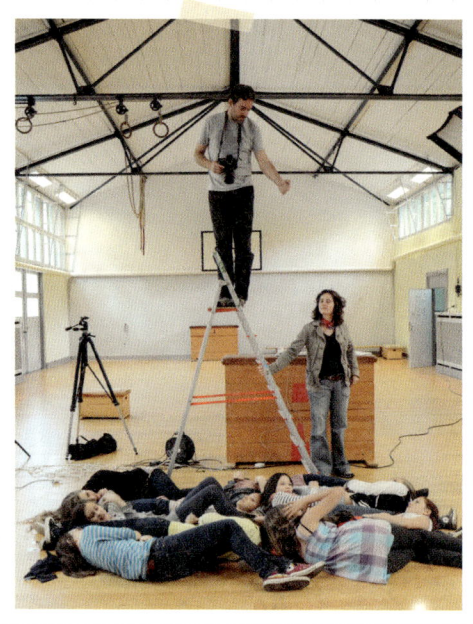

좀 더 다닥다닥 재미나게 붙어 봐.

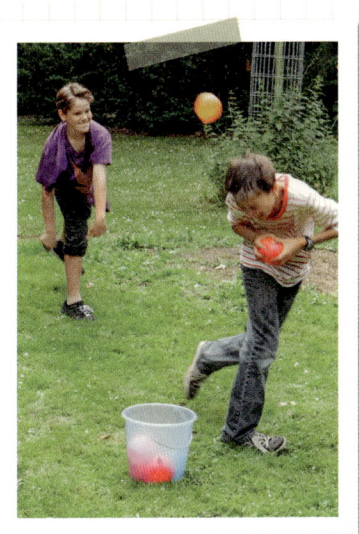

아직은 장난치는 게 더 좋아요.

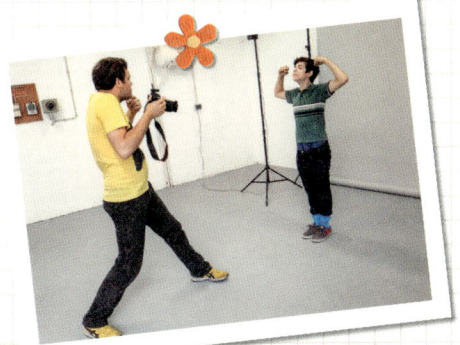

'나는 몸짱이다'라고 상상하고 근육을 불끈!

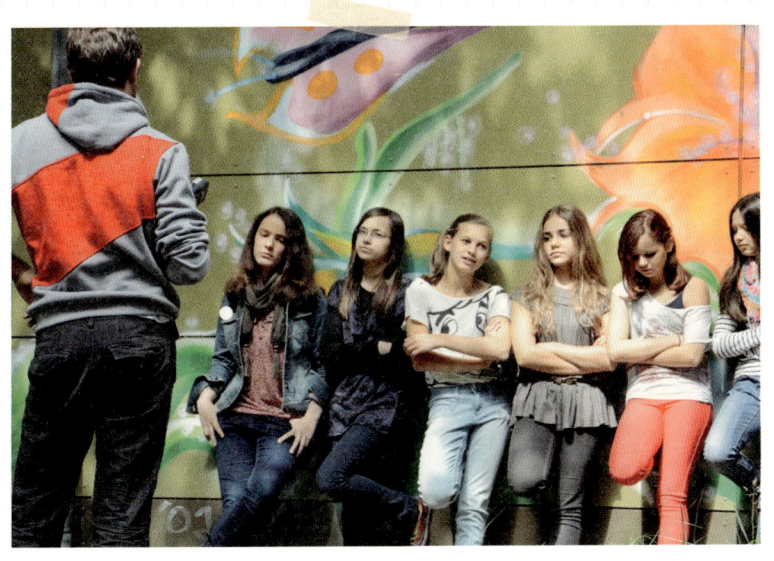

좀 더 반항적인 표정으로! 엄마가 네 비밀 일기장을 봤다고 상상해 봐!

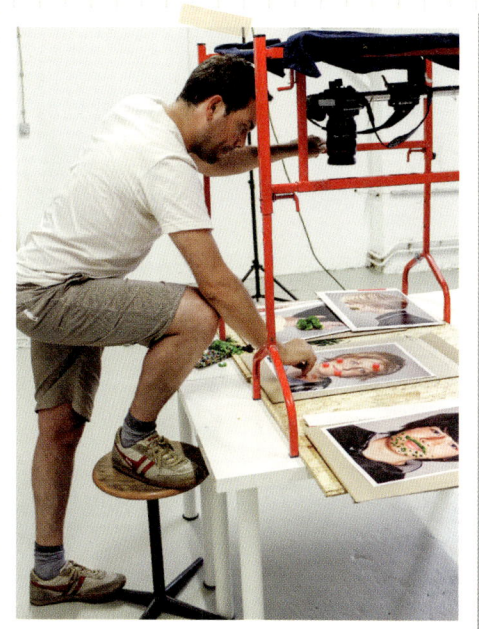
흠, 어떤 수염이 더 매력적일까?

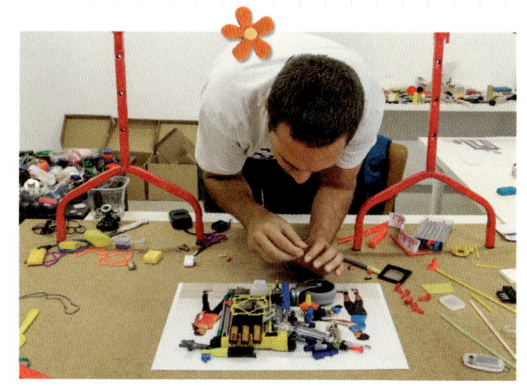
초 집중!! 기계가 잘 조립되어야 할 텐데…….

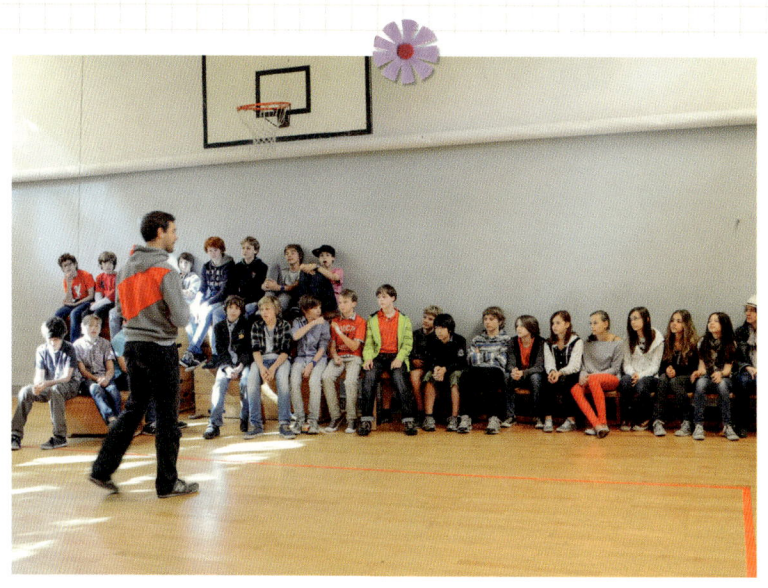
네 몸과 마음에 변화가 일어난 첫 순간을 잘 기억해 내 봐.

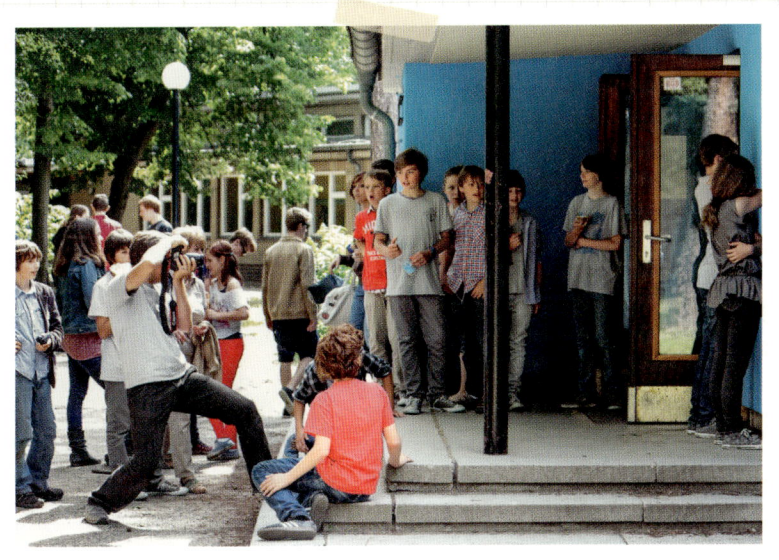

키득키득. 쟤네 좀 부끄럽겠다!!

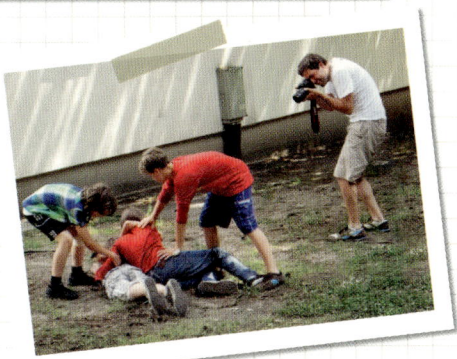

자자, 좀 더 짓궂게!

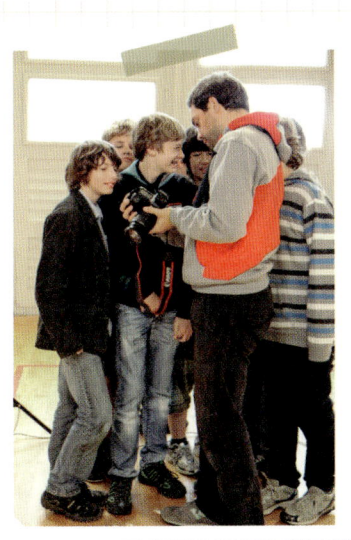

어때? 그럴듯하지?

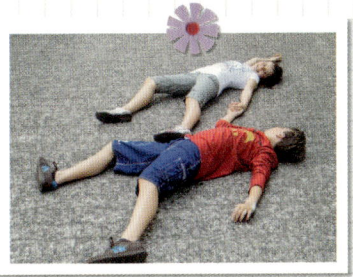

길바닥에 누우니 기분 좋은 걸.